宋正廉————著

我的针灸生涯

中医古籍出版社
Publishing House of Ancient Chinese Medical Books

U0304724

图书在版编目（CIP）数据

我的针灸生涯 / 宋正廉著 . —北京：中医古籍出版社，
2023.7

ISBN 978-7-5152-2682-8

Ⅰ . ①我⋯　Ⅱ . ①宋⋯　Ⅲ . ①针灸疗法－中医临床－
经验－中国－现代　Ⅳ . ① R246

中国国家版本馆 CIP 数据核字（2023）第 106711 号

我的针灸生涯
宋正廉　著

责任编辑　王　梅
封面设计　蔡　慧
出版发行　中医古籍出版社
社　　址　北京市东城区东直门内南小街 16 号（100700）
电　　话　010-64089446（总编室）010-64002949（发行部）
网　　址　www.zhongyiguji.com.cn
印　　刷　北京市泰锐印刷有限责任公司
开　　本　880mm × 1230mm　1/32
印　　张　4.875
字　　数　85 千字
版　　次　2023 年 7 月第 1 版　2023 年 7 月第 1 次印刷
书　　号　ISBN 978-7-5152-2682-8
定　　价　28.00 元

余 序

　　针灸事业在近些年已取得很快的发展，在我国乃至世界亦赢得了较普遍的认可与赞誉。究其原因，是与其自身的特色与相关医者的付出紧密相连的。

　　《我的针灸生涯》篇幅不大，但叙述平实、简练。宋正廉教授通过生活化的文字，向我们展现了自己从事、推广针灸事业的经历与中医针灸的一些本质特色、技术要点。在其娓娓道来的文字中，更能体现中医针灸事业向好发展、广受认可的历程没那么简单。证明了中医针灸如今被中国乃至其他国家、地区接受，是和很多专业医者的不懈努力、付出分不开的。书中通过相关病案的描述、分析，也更直接地传授了一些作者在临床治疗上的经验和心得。期待能给更多的从事针灸、有意提高针灸技能的读者带来直接、有效的帮助。《我的针灸生涯》即将付梓，颇为期待。作为中国中医科学院首期"西学中班"宋正廉教授的同窗，得以先睹学兄佳文，感言系之，是为序。

中国中医科学院　　余瀛鳌

目 录
CONTENTS

第三章　学术交流

第四章 针灸验案

第五章　临床科研

附录

后　记

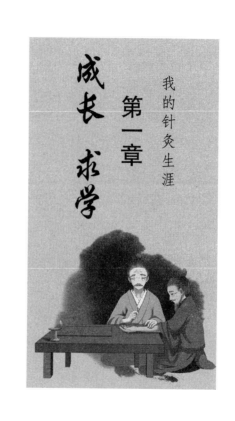

第一章 我的针灸生涯

成长 求学

1 故乡 家庭

　　我的故乡位于大巴山深处，四川省巫山县一个偏僻的小山村。从我家到巫山县城约有 130 里山路，无公路相通。我们村子的山下有股常年流淌的泉水，家家都来此挑水吃。山下低处种水稻，山坡上种玉米、红薯、豆类等农作物。山脚下有一条小溪，平日水很少，清亮冰凉，可见不少小鱼虾、小螃蟹。大雨时，雨水形成山洪倾泻而下，小溪顿时变成一条宽阔的大河，激流滚滚，洪水浑浊。

　　我家的房子是当地典型的山地民居，墙体是黏土筑就的，屋顶的木支架上面覆盖茅草或瓦片。我的父亲名宋大山，母亲宋龚氏，二老一生抚育三男三女，大姐宋宗之，二姐宋宗佑，三姐宋宗慈，大哥宋宗朝，二哥宋宗国，我名宋宗哲，在兄弟姐妹六人中排行最小。

　　那个年代我的家乡四川，社会混乱，经济、教育十分落后。父母、哥哥、姐姐们都没进过学堂，兄弟姊妹们从小跟随二位老人种地、养殖，维持一家人的生活。我人小力薄，参加家庭劳作不多。在我出生两个月时，母亲被土匪绑票抓去，我断了母乳，靠大姐用米汤喂养才活了下来。过了一个多月后，土匪知我家贫穷、的确无钱赎人，才释放了母亲。
母亲回到家后已无奶水，我再也吃不到母乳。应该是缺少母
乳喂养，我自幼体弱多病。家中老人看在眼里，便决定不要
我学种田，以后去读书，最好是学医，能够谋生并解除家乡
父老的病痛。

我父母虽然不识字，但具有中国传统农人的高贵品德，
二老常教育子女：人穷要勤奋，对人要诚实善良，同左右邻
居要和睦相处，绝不能欺瞒、骗人。我的三个姐姐出嫁后，
两位兄长同二老生活在一起。全家和睦过日子，勤劳、善良，
助人为乐，与亲友、邻居们相处得很好，他们的后代也一样
传承了这一良好家风。

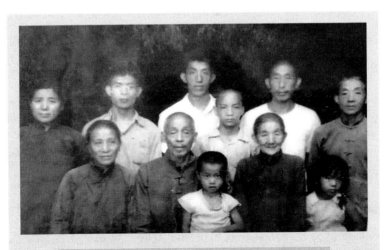

1962，年父母、兄姐、我等子侄辈合影

1949 年中华人民共和国成立后土地改革，我家被评为中农，几位姐姐、子侄辈家里多被评为下中农、贫农。解放前的一切苛捐杂税都取消了，各家日子过得比以前好多了。当遭受旱灾、水灾的时候，政府积极救助，不再闹灾荒。

2 童年 中小学

我于 1926 年 11 月 26 日出生于四川省巫山县罗平区楚阳乡，由于婴幼期早早断奶，营养不良，从小体弱多病，经常受凉就发烧。那时山区无医无药，生病了只能采用传统民间土法，用苏叶、丝茅草煎水喝，烤火发汗来治疗。记得我 3 岁时有一次眼红、肿痛，按邻居教的土法子治疗，口含黄连治疗火眼（急性结膜炎）。我听母亲的话，口含黄连一个多月，火眼才慢慢地好了。

1931 年我 5 岁时，邻居地主家请来了教私塾的黄老师，学费斗米四斤，油、肉、盐、茶若干。当时家里付得起，就送我去私塾学堂，开始读《三字经》《百家姓》《幼学琼林》，之后接着读《论语》等，只背不讲解。

1935 年，楚阳乡开办新式小学校，我转学，插班到二年级。老师中有从外乡来的四位老师——吴淞浦、陆天宪、向云方、马崇元。陆老师任我班班主任、教语文，向老师教数学。他们课讲得好，对学生提出的问题耐心、细致地讲解，业余时间还走访家长，当地农民都很喜欢他们。老师鼓励我们努力学习，将来升中学、大学，改变家乡贫穷落后的面貌。老师们还经常召集学生和家长开会，揭露日本鬼子侵占我国东北领土、杀害中国同胞的罪行。陆老师写好抗日宣传演讲稿子，让我站在板凳上面对大家宣讲：中国人民要坚决抵抗日本鬼子的侵略。

大约半年多后，伪政府派来了三个宪兵。他们带着枪坐着滑竿来到了我们偏僻的大山沟，抓捕我的四位老师。其中三位老师闻讯逃走了，向老师被李兴周乡长抓住，交给宪兵带走，不知去向。我同几位高年级的同学把老师的书籍和物品保管起来，以备他们回来后再用。乡长知道此事后，召集全校同学开会说："宪兵来抓捕的四位老师都是反政府的坏人，他们是回不来了。有的学生却中了老师的毒，还替他们收藏保管东西，是谁？从实招来。"我和几位收藏老师东西的同学都不惧怕，站出来回怼乡长："东西是我们收拾保管的，是我们作为学生应该做的。你们为什么抓老师我们不知道，我们只知道这几位老师教学好，鼓励我们好好学习，毕业后升中学、大学，学业有成，能够改变家乡贫穷落后、缺医少药的面貌；还教我们抗日救国的道理，是我们心目中的好老师。"

那次国民党派宪兵抓捕四位老师的事实，给同学们上了现实的一课，使我们认识到国民党不是真正的抗日，而是真正地反人民、反共产党。当我小学五年级时，四川大昌县私立大公中学初中招生，我约了几位同学步行两天去学校报名，考试后被录取。学校规定要交高额学费、统一订制校服，我想到家里无力承担，便放弃了就读。

1940 年我在楚阳小学毕业，黄继木（私塾老师）给我们通消息——湖北省来凤联合中学招生。这是一所公立学校，费用低廉。我便约了五个同学决定去报考，告知了父母。二老同意并嘱咐我："你出远门，和同学要友好相处、互相帮助，在学校须尊重老师，遇事要多想一想。现在社会混乱复杂，不要参加任何团体组织。我们家贫穷，父母又不识字，若出了什么事家里担当不起，一切要全靠你自己。"

我牢记二老的嘱咐，怀揣父母给的路费和饭费，带了几件换洗衣服，高兴地从家出发了。当夜就宿于路过的巫山县城。当时日本鬼子的飞机常来轰炸，为防空，第二天一早我们就坐船过长江，翻山越岭往建始方向赶路。每天赶150～170多里路。约六天后，到达湖北的来凤县联中报名、考试。试后，我被录取，分配到一年级老师王伯心的班（其中两个同学去国民党军队当了秘书，另外两人回家了）。我在王老师班学习努力，对老师十分尊敬，课余还帮老师种菜。老师很喜欢我，到第二学期，老师问我对未来前途、志愿什么的。我说："我想当医生，山区无医无药，人们生活很苦。"王老师听说后对我说："你要学医应该读普通中学，才能考医科大学。你现在读的是职业学校，毕业后要当教师的。我儿子就是高中毕业后考上农学院的，你决心学医，现在不必急，先好好学习，我会帮你转学到普通初中。"

第二学期结束，王老师让我改名叫林瑛，写介绍信给他钟祥的老乡——咸丰联中教务主任龚大鹏。我转到该校初中二年级，同教务主任弟弟和钟祥人徐继周同班，我们关系很好。几个要好的同学学习也好，参加多个学校会考成绩都很不错，顺利完成咸丰联中学业，合格毕业。湖北伪教育厅查我等不是沦陷区学生，取消了我们的学籍，不发给初中毕业证书。有的四川同学就地找工作就业，有的回家乡去了。这对我打击很大——我若回家就再无出来求学的机会了，学医的希望将成为泡影。

我的同班同学龚天纵、徐继周都很同情我，一起向教务主任龚大鹏和余廉校长申诉、寻求帮助。余校长、龚主任把我的籍贯改为湖北钟祥，名字改正廉，写信给他们战地失业招训所的钟祥老乡，帮助我继续求学。

我持校长的信找到他的钟祥老乡，顺利入学失业招训所高中二年级。该所卫生条件差，我在那里就读大约五个多月后染上痢疾，被送到湖北恩施省立医院，隔离于附近山上的草棚内。其间，20多个患者分两排睡在稻草铺的地上，无医生治疗，每天只由工人送来米汤或水三次，不给用药，完全靠饥饿治疗。有一天，一位护士来草棚查看，发现我身旁一病人昏过去了。叫了几声没回应，便让工人抬到山上，准备埋掉。幸亏当天没有埋——第二天工人上山去埋人时这患者睁开眼说"我饿"，才知道原来前一天人是饿昏的。工人们又把他抬回来放到我身旁，给喝了几口米汤了事。国民党伪政府漠视穷苦人的生命，对学生也不例外。我担心悲剧发生在自己身上，依靠顽强意志，坚持饥饿疗法，防止昏睡不醒。实在难受、饿得不行，就找工人要点水喝。这样坚持了16天，枯瘦如柴，腹痛稍好转，没死算是幸运。

1945年9月（日本已投降）我身体虚弱、行走站立不稳，招训所通知我可以回钟祥老家，去钟祥地区上第八高中。那时痢疾刚好，生活不能自理，走路都困难，又不给路费，实在没法前往，但又不敢告诉家中父母，怕二老着急生病。正当我走投无路的时候，在来凤联中学的王伯心老师来恩施农学院看儿子，老师打听到我在省立医学院隔离的草棚内住院治疗，前来看望我，见我瘦弱得不像样子，流出了眼泪。我安慰老师说我已好了，等待出院。善良的老师离去时还给了我一些零钱，嘱咐我好好养病，早日恢复健康。这些慈祥、善良的老师们，我永远牢记心中。

3 上医学院学医

1945 年年底，我刚出院一周，湖北省立医学院附设高级医士职业学校招生，我前往报名考试。笔试及格，面试体检时医生问："你这么年轻，身体如此瘦弱，是不是患有什么慢性病？"我说："无慢性病，上个月患痢疾，在医学院省附院隔离、全饥饿疗法半月多，出院刚一周，所以消瘦。"体检通过，我被录取，分配到护士班学习。我一直有上医学院的心愿，在护士班一边学习，一边了解升学指导等规则，备考大学。查悉伪教育部明文规定同等学历可以升大学后，我在学好护理学外，抽空学习高中课程，准备报考医学院。

1946 年湖北省立医学院招生，我找职业学校校长开证明报考医学院，校长说："你读的是职业学校，若开出证明报考医学院，如考不上就不能再回来就读了。"我说："明白，如考不上不再回校。"拿到证明，报考湖北医学院。经过三天笔试，公布结果我被录取。我心里别提多高兴了，我的学医梦想就要实现了。

医学院录取的名单报到伪教育部，半年后批文才下来。批文里批示：宋正廉无高中毕业证，职业学校证书无效，取消录取名额。我找到医学院院长朱玉璧申诉："我在战地失学，招训所读过两年。本院教务刘淑英老师的丈夫是招训所工作人员，他可以证明我在医学院附属医师职校学习两年，业余时自修高中课程，教育部有规定同等学历不是可以考大学吗？"我接着说："我身体弱，学医、知医，增强体质。更重要的是我的家乡是偏僻的山区，缺医少药。我学医毕业了回去要为家乡人民解除病痛，我请求朱院长能让我留下来继续学习。"朱院长很同情我，他说："教育部已下达批文，我可以让你继续学习，但我不能保证你毕业后能发给你毕业证书。"听到朱院长的话，我又看到了希望，高兴地回答院长："只要能继续学习，我就知足了，绝不为难您发不发毕业证。"

从那以后，善良仁慈的院长指示教务处，每年编造理由搪塞伪教育部，使我不再担忧被除名，安心学习。

1949 年武汉解放，解放军进驻各大专院校，解放军政委黎秀贞进驻湖北医学院。我向政委汇报了我坚持学医的理想，以及艰难求学的经过和善良老师们的帮助，为了能上学学医，几次改名字、改籍贯的情况。政委说："只要是医学院的学生，我们完全承认。你是四川人，不要再称籍贯湖北钟

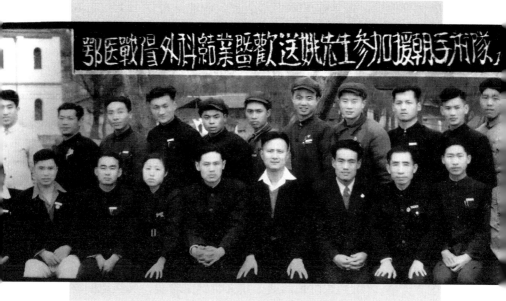

祥，应该改回原籍四川巫山。"从此，我开始了无忧无虑的学习生活，成为一名医生的愿望终于要实现了。学习更加努力，精神焕发，身心充满活力。

1951 年，湖北医学院响应国家"抗美援朝"号召，组成高年级学生医疗队，由姚教授带领首批成员赴朝。后续，院方成立十余人的后备战伤医疗组，并进行战伤外科培训。经过选拔和个人争取，我也荣幸地成为其中一名。

4 入职就任西医师、再学中医

1952 年 8 月，我完成了六年制医学课业，拿到证书，从湖北医学院毕业。

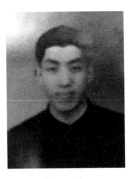

毕业留影

毕业后，由卫生部统一分配至河南省卫生厅同康医院外科，后调到河南同仁医院任内科医生。1953 年调河南省干部疗养院（汲县）任普通病区主任、

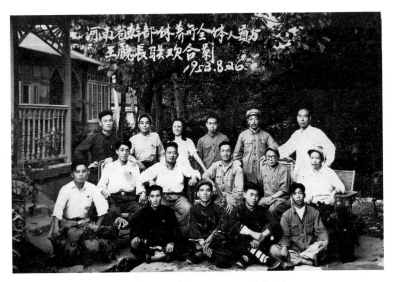

河南干部疗养院全体人员合影

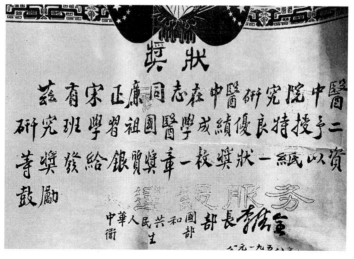

中医研究班学习获得的奖状

结核病区主任，直到 1955 年 9 月离开河南到北京学习。

卫生部贯彻国家"团结中西医"政策，于 1955 年 10 月举办第一期西医学习中医研究班。我被选调来北京参加学习，到 1958 年 7 月结业。

两年半学习期满，成绩优良，于 1958 年 7 月结业，获得结业证书和奖状。

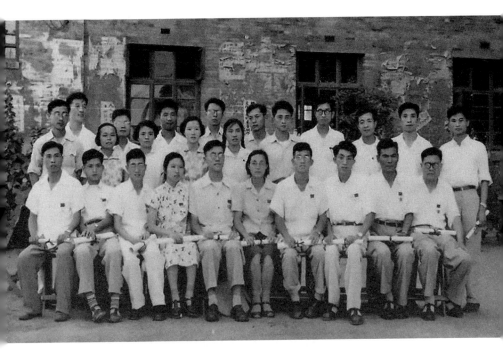

中医研究班结业合影 1958 年 7 月 3 日

　　1958 年 6 月西医学习中医研究班结业，我被留在北京，分配到中医研究院附属西苑医院（原名：中医研究院附属医院）针灸科，任著名老中医黄竹斋主任秘书，并拜其为师，跟随黄老临床医疗、学习。

　　学习针灸初期，我常常用针在自己身上实验，针刺腹部穴位，治疗我的腹泻。有时留上针就入眠，醒来再取针，渐渐有了疗效，腹泻明显减轻。初步取得的收获，使我学习实践的兴趣更浓。

　　学习《伤寒论》时，我认为四逆汤对症自己的腹泻，便请教带我们见习的老中医步玉如老师——我是否可用此方？老师说："你还年轻，用大温热方剂可能会上火的。"老师仔细给我诊断，说我的脉慢、细、弱，舌质淡红，舌苔薄白，手足冰凉，面黄体瘦，大便溏泄，属八纲里虚寒症，可以用四逆汤，处方三剂。并叮嘱，若出现口舌生疮、上火现象，就换温热低的方剂。我服了两剂后感觉腹部舒服。服第三剂时咽痛轻微，舌头起小泡，老师便调整处方为附子理中丸，一次吃半丸，每日两次。就此间断服附子理中丸，自己晚上针灸腹部穴位治疗，禁吃生冷食物及饮料。约三个多月后，我十多年的慢性肠胃病痊愈了。

　　黄老针灸治疗许多常见病和疑难病疗效较好。有一次，我感冒发高烧 39.4℃，全身怕冷、酸痛，咽喉痛，扁桃体肿

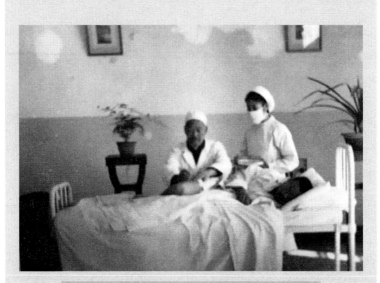

我拍摄的黄老工作照（西苑医院）

大，合同医院化验白血球中性不高，诊断为病毒性流感及细菌性混合感染。给阿司匹林镇痛剂，大量青霉素（80万单位），每日注射三次。治疗两天高烧不退，仍恶寒、身痛、无汗。

黄老来到我的住处，用他喜欢用的粗针在我颈背扎了十多针。针后身上出微汗，想睡眠，一觉醒来感到身痛消失，测体温37℃，饮温开水，停用所有西药，再没有发烧，痊愈了。通过自身亲历，我认识到针灸对病毒性细菌性疾病疗效十分显著。

西苑医院托儿所有一幼儿患流感，体温不降，找我给针灸。我针风池、曲池、阳陵泉，不留针，采用快针，小儿一出汗，体温就很快降下来了。之后小儿科严主任遇到小儿高烧、体温不降时，就把患儿转到针灸科来，我给做针灸治疗，见效很快。

　　黄老病逝后，1962年我被调到中医研究院附属广安门医院针灸研究所第一研究室，任副主任。这一时期曾治疗多例流感、小儿麻痹，疗效甚佳，小儿麻痹不留后遗症。尤其针刺治疗带状疱疹，疗效迅速。针灸治疗各种神经麻痹——如眼睑下垂、末梢神经炎、股外侧皮神经炎、骨髓空洞症等；各种绞痛症——如胃痉挛、输尿管结石、胆囊结石、冠心病

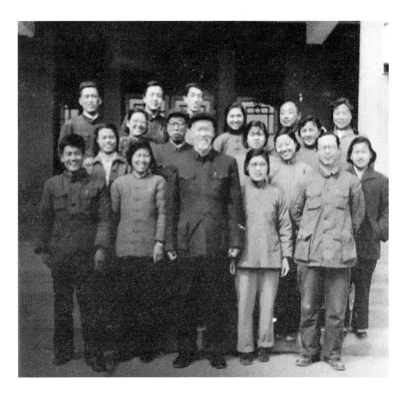

1959 年 3 月黄老与针灸科同仁合影

等；各种脏器下垂——如小儿脱肛、胃下垂，子宫脱垂；各种溃疡——如胃溃疡、十二指肠溃疡，尤其慢性溃疡，针灸见效快，疗效好；其他急救各种休克的治疗；内分泌病、神经精神病、神经痛等。疗效均优于药物治疗。

我国医学专家们从动物实验到临床研究，都证明了中医针灸的疗效及优越性，某种意义上超越了许多化学药物。针灸治病范围广泛、疗效快速，而且无化学药物的毒副作用。

5　参加第六届世界青年联欢节

1959 年 7 — 8 月，共青团中央领导人刘西元任团长，率领全国工农兵文体各省市青年劳动模范、积极分子 200 余人的大型代表团赴奥地利维也纳参加第六届世界青年联欢节。我是中国中医研究院的代表。全国的代表们都集中到北京，从北京乘火车，经满洲里出境，奔赴苏联赴维也纳。苏联共青团到满洲里，迎接后换乘苏联国际列车。

乘火车七天七夜，到达首都莫斯科，苏联人民对中国代表团热情、友好。每到一站停车一小时以上，都有苏联共青团青年男女欢迎、献花、同跳青年舞，双方领队讲话、欢聚舞蹈，直到列车启动。尽管长途行车睡眠不足，深感疲乏，但经过欢乐舞蹈，大家都很兴奋，也赶走了疲乏。西伯利亚夜晚温度低，列车上每人一张毛毯，保温不够，穿上毛衣外套也还是脚冷。好些代表头疼、身痛，知道我是中医针灸医生来找我治疗。我正好带有自用的针灸针和消毒酒精棉球，就给代表们进行针灸医疗，无形中我成为随团的中医针灸保健医生。

列车到达莫斯科后，苏共青年团中央领导招待代表团，洗浴后共进晚餐。晚餐很丰盛，有面包、黄油、火腿肉、鱼子酱、大量生菜等。饭后安排代表们在旅馆休息。第二天参观红场、克里姆林宫等地，莫斯科街市清洁，高楼大厦很壮观。晚上乘匈牙利列车至首都布达佩斯。匈牙利人民对中国代表团也很友好、热情，在列车停站时有青年男女上车来与我们交换名片，有的请喝啤酒。招待午餐也丰盛，火腿肠很香，还有牛肉、黄油、面包等。午餐后，参观市容。

布达与佩斯是一条河流隔开的两个城，合称布达佩斯。在此停留一日参观游览，次日乘列车至奥地利首都维也纳，住在奥共产党五层办公楼。大楼内很整洁，中国代表团吃住都在这座楼里，伙食很好（早餐就有面包、鸡蛋、蜂蜜、黄油、牛奶，午晚餐更丰富些）。

到维也纳的第二天，代表团分组参观市容。维也纳街道整洁，无高楼（一般四至五层），公园树木修整得很整齐，有高

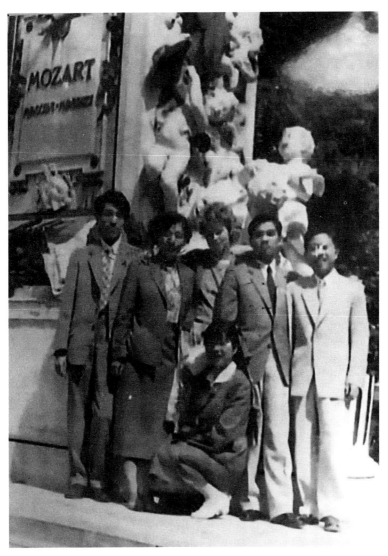

1959年7—8月参加第六届世界青年联欢节代表合影

速旋转的飞机模型，还有儿童旋转滑梯等娱乐设备。夜晚，公园灯光明亮，进园后给每人发一个挂戴的牌子，做选皇后的游戏。

第三日，在维也纳广场开联欢文艺演出，中国的音乐、舞蹈、杂技表演，受到了大会表扬及证书的奖励。

第四日，代表团领导安排同维也纳人民友好座谈，座谈会场欢乐、友好。当天晚上坐列车至匈牙利，次日，部分代表团同匈牙利青年联欢，晚上乘坐匈牙利列车至莫斯科。

在莫斯科休息一日，苏共青团安排瞻仰列宁、斯大林墓，后乘坐苏联国际列车回国。

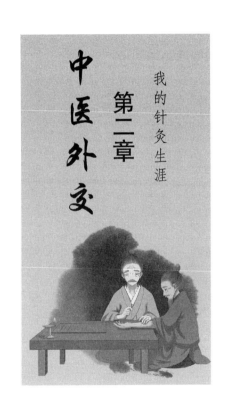

我的针灸生涯

第二章

中医外交

6 为范文同夫妇、胡志明主席诊疗

1949 年 10 月 1 日中华人民共和国建立后，中越高层领导之间密切交往，建立了深厚友谊。范文同总理夫人生病，1959 年 9 月 12 日送来中国求医，周恩来总理特别重视，他请夫人邓大姐亲自安排医疗。任务落实到中国中医研究院附属西苑医院针灸科，我为主治医生。范总理夫人来到西苑医院住院治疗，随从她的越南护士范玉贤聪明能干，中文流利，成为我医疗中的得力助手。

范护士介绍情况：总理夫人的病是由于越南国内反侵略战争，精神紧张忧虑等原因引起的。病症表现为精神不正常，失眠，时而发怒甩东西，语无伦次，自言自语等。越南医院诊断为精神病，服镇静类药物，效果不明显，无奈之下来中国求医。

检体：患者面黄、体瘦，舌质淡红，舌苔黄腻，问话不答，自言自语，语无伦次，思维分裂，脉象弦滑，听诊心率快，律齐，肺阴性。

西医诊断：精神分裂症狂躁型。

中医辨证：重阳则狂。

治疗取穴：以督脉穴位为主，百会、神庭、大椎、夹脊穴，配内关、足三里等穴。每日针一次不留针，以泻的针法。

方义：取百会、神庭、大椎，配华佗夹脊穴，安神醒志，生津养阴，潜阳制狂；再配内关、足三里、太冲，以助解郁，平肝抑躁。

邓大姐统筹安排，中医为主，西医配合治疗（北大医院精神科沈主任处方用镇静药物）。

我嘱咐范护士：精神病患者的护理特重要，要保障病人安全，经常语言开导，使病人心情愉快。注意营养，增强体质。主食、肉、鱼、蔬菜、水果加银耳食用。

按以上综合治疗半年，病人精神、体质明显好转，思维基本正常，西药量减少，其他治疗维持不变。

治疗观察一年后，康复明显，西苑医院上报邓大姐。1960 年 12 月的一天，邓大姐来到西苑医院听取医疗汇报后，决定由西苑医院严荣院长和我二人护送范总理夫人回越南，继续治疗。

1961 年 1 月 2 日，严荣院长和我陪送范夫人乘火车，一路从北京到河内，住范文同总理家。他家住的是一栋两层楼房，庭院整洁，树木、花草茂盛。严院长住一层，靠近范总理的卧室，我住在二层。那时北京正值严冬，要穿棉大衣的，我们在河内只穿单衣或短袖衣服，多数时候室内可以不用开

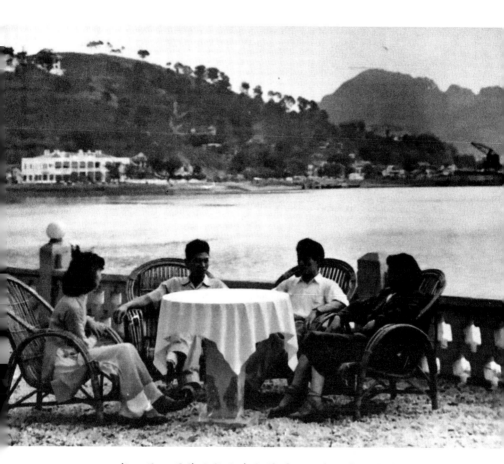

1961 年 1 月，严荣院长和我与范总理秘书、翻译留影

空调。范总理担心我们不习惯吃越餐，特请来一个中餐厨师，顿顿做中餐招待我们，饮食丰盛美味。

每到周末或休息日，总理府安排我和严院长参观越南医院、博物馆等处。在留言簿上留言——中越友好长存，签名留念。治疗休息期间，在越南总理秘书及翻译陪同下，参观露天鸿基大煤矿、海中小岛以及抗法殖民战争的山洞，游览河内市场商店等处。晚上，严院长还让我给范文同总理用中医针灸治疗腿痛和抽搐。治疗三次，加服中药杞菊地黄丸，腿痛及抽搐痛消失，我嘱范总理晚上睡眠时双腿要保暖。

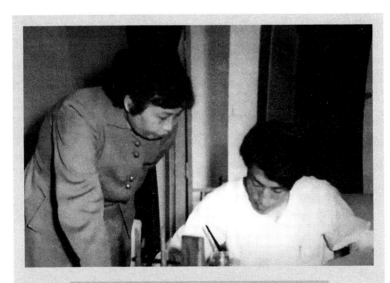

1961 年 1 月，参观越南博物馆留言

为范总理夫妇治疗结束后，我们在越南河内旅游参观近一周，打算回国，范总理在总理府设宴为我们送行。宴会刚开始，不期胡志明主席突然到来。他精神很好，脚上穿的是好像草鞋一样的凉鞋，进门来同严院长和我握手，用流利的中文说："感谢中国政府和你们把总理夫人的病治好了。"严院长说："中越是友好兄弟，这是我们应该做的。"胡主席又说："听说宋医生是西医院校毕业的，以后又学习了中医针灸，可谓中西医通了。中医针灸的疗效真不错。"从胡主席的话里听得出，我们为范总理两口治疗的情况他是很了解的。我也感谢了胡主席对中国针灸的赞誉。

胡主席问："我的腹部有时痛胀，大便稀，服药无效，针灸能否治疗？"我说："可以针灸治疗。如采用简单针灸治法，可以采用背部埋皮肤针，您就不用每天花时间接受针刺治疗了。"胡主席点头同意。

检查：心率齐，血压 130/80mmHg，脉缓滑，舌质淡红，苔白厚。

证属脾胃运化弱，有痰湿阻滞，治宜健脾胃利痰湿。

取穴：足三里、大横，背部脾俞、胃俞留皮内针贴胶布固定，三日换一次穴位，并用热水袋温暖腹部代替艾灸。

饮食七成饱，细嚼慢咽，禁饮冷水、冰水，饮温开水或淡茶水，少油、肉，多吃鱼肉，睡眠保暖，尤其腹部保暖。

方义：取穴胃经足三里，脾经大横，健脾胃，利痰湿。背部穴位脾俞、胃俞埋皮内针，辅助调理脾胃功能。

第二日晚上，范总理电话说昨天给胡主席的针灸效果很好，针灸后未出现腹胀、腹痛。第三日晚再次治疗，严院长陪我去总理府办公处，给胡主席换皮内针。胡主席说："针灸真管用，腹部不胀痛了，现在舒服多了。"再针三阴交、天枢后，换背部皮内针，两穴同上。

治疗结束后，胡主席回家，范总理的司机接我和严院长回到总理家。范总理说："针灸治疗的效果主席很满意，希望严院长、宋医生再住些日子，继续为胡主席治疗。"严院长说："我同意总理的意见，马上报告北京邓大姐，请允许我们延期返回，继续为胡主席治疗。等把胡主席的病完全治好后，我们再回北京。"这样，我两人便在河内继续逗留，一边给胡主席治疗，一边游览。大约又待了一周多，给胡主席治疗了几次，观察他腹痛、腹胀症状完全消失，大便正常，彻底康复了，便结束了治疗。

越南一程医疗全部结束，范总理表示深深谢意，特派专机送严院长和我飞回北京。

7 接待美、日访华团谈中国针灸

　　1972 年 2 月，美国总统尼克松访华，我方为接待美国访华团成立了多个专业接待团组，中医研究院派我参加医疗接待组。

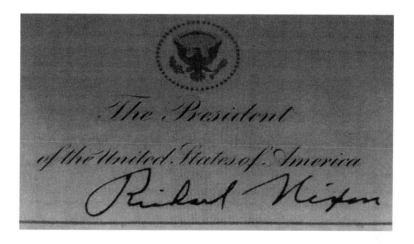

参加尼克松总统答谢宴会获赠的名签

　　接待美访华团期间，有一随团美国记者问我："中国针灸是一项古老的传统医术，据说有几千年历史，针灸治疗效率真像传说的那样神奇吗？"我答："中国针灸历史悠久，据历史考证，它起源于石器时代，距今已有五千多年的历史。随

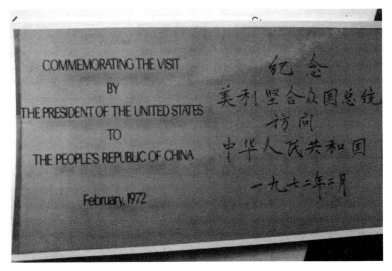

尼克松总统访华纪念名片

着社会产业发展，针灸器具也不断发展、改良，人们生产出金属（金、铜、铁）针具。两千多年前《黄帝内经》记载有九种针具，其中毫针应用最为广泛，针刺穴位及针刺手法操作等记载更清晰。之后人体经络发现不断丰富、穴位增多，治病更加广泛。"

接着，我继续说："针灸治病范围很广，内外科、神经科、五官科、妇科、儿科，都有各种适应症，以及各种疼痛症。针刺麻醉下可以外科手术。针灸治疗阑尾炎，不用开刀。针刺治疗流感高烧，病毒性脑膜炎高烧，都有很好的疗效。各种痉挛绞痛，如胆结石、肾结石、输尿管结石、胃痉挛，各种抽风痛如破伤风、癫痫抽风，各种神经麻痹，面瘫、偏瘫，精神疾病，内分泌疾病，消化系溃疡病（胃溃疡、十二指肠溃疡），肺炎、肠炎，菌痢等等，针灸都有很好的疗效。"

最后，我补充道："针灸治疗的最大优点是接近自然疗法，没有西医治疗应用化学药物的毒副作用，而且安全，见效快，治病广泛，还能治未病。"

同年9月，日本首相田中角荣来访，我仍作为医疗接待组成员，参加中方医疗小组接待、医学交流活动。在与日方代表团成员交流中，他们提到有关中国针灸的问题，我参加讨论或提供咨询。与日方人员交流的都是针灸治疗疾病的一般问题，具体的已经记不大清楚了。只留下一个印象——就是觉得日本人毕竟与我们同属亚洲文化圈，他们对中国历史、科学文化也比较了解，提的问题相比美国人更专业一些。

8 国家指派赴伊朗医疗

1973年8月16日，卫生部负责保健医疗的黄副部长召集我和协和医院神经科主任谭铭勋到卫生部。黄副部长说："周总理给了我们一个任务，要派人去伊朗给王室成员医疗。卫生部研究决定由宋正廉任组长，谭铭勋主任配合，组成医疗

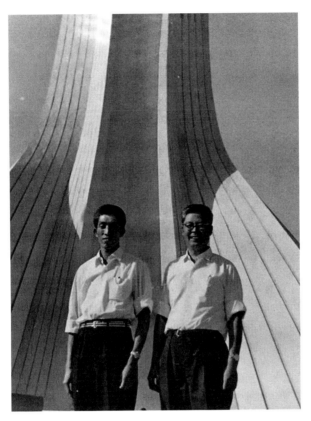

医疗组宋、谭合影留念

小组前往伊朗。这次医疗以中医针灸为主，你们出国的手续正在办理，随时准备出发。"

1973 年 8 月 20 日，我和谭主任乘中国民航班机抵达伊朗首都德黑兰机场。由伊朗外交部礼宾司长接至贵宾室，鲜花茶点招待休息，随后进城入住国宾馆。

21日去伊朗红十字会会长大公主的办公室，为公主医疗。

王室保健院院长阿拉姆介绍情况——萨姆斯公主患10多年偏头痛，曾请英、法、德及美国多名医生治疗过。其中一个法国医生学过中医，也用中国针灸治疗过几次，但不见效。最近刚从美国治病回来，病情有所加重，有左侧头痛、失眠、早晨出汗、便秘等症状。

检查：更年期已5年，心率齐，血压100/70mmHg。脉象细弦，舌质淡红，舌苔薄白，失眠，左侧头每天痛，早晨全身出汗等症。

中医辨证：肝肾阴虚，肝阳旺致少阳头痛。

西医诊断：左侧偏头痛，更年期综合征。

治则：养阴平肝，安神祛痛。取穴：百会、神庭、三阴交；合谷、双足三里；双承光、双阳陵泉。

治法：三组穴位轮流施治，针刺手法平补、平泻，得气后连接G6805电疗仪替代手法行针，电流量以患者能耐受为适度，解除患者的恐怕，全身放松。每次治疗30分钟，每日行针1次，口服中成药葛根片每次2片，日服2次，养阴、安神祛痛。

方义：取督脉经百会、神庭，膀胱经承光安神镇痛，配穴三阴交、阳陵泉、合谷养阴平肝，抑制虚汗。内服中药葛根片助养阴、安神祛痛。

8月22日，公主说："昨夜睡眠很好，头未痛，早晨出汗也减少。"针穴换二组，针30分钟。

8月25日，公主说："四天来针灸及服中药片头一直未痛，精神好，大便通畅，食欲增加。"针穴三组。三组轮换针穴，又经过二十几天治疗，公主的偏头痛基本痊愈，其他病症也随之好转。公主食欲增加，体力增强，面色红润，还让她的弟弟阿普杜尔亲王治疗了头痛。接着，我给国王的母亲（患老年脊椎退行性改变、腰背痛及行走困难）用针灸拔火罐4次显效——疼痛明显好转，行走也可以了。她非常感谢，嘱其做腰功能活动巩固疗效。

公主在医疗组治病期间病情稳定，未复发过，我们还给首相顾问及一些宫廷政府大臣和家属看病，公主的朋友也看了病，都有较好疗效。这些患者也由开始不了解针灸而到相信中医针灸的治疗了。

经过二十多天的治疗，公主病情稳定，头疼已痊愈。她开始去欧洲数国访问。临行前，她特意安排医疗组去伊斯法罕和设拉子两个名城游览、休息。一个月后，公主又从意大利来电话说："我现在身体很好，再次向中国医生致谢。"

随后，伊朗外交部向中国驻伊朗使馆提出请求——要我们医疗组再延长一个月回国（因为王宫和政府中仍有很多人想要做针灸治疗）。经过外交部请示，周恩来总理批示同意延长在伊朗一个月。

后来的一个月医疗中，伊方确定在距离首都 50 公里的卡拉济市设立临时特殊门诊（因为那里风景优美，而且又有一流的法塔慈善医院可以配合医疗组。也考虑那里离首都较远，病人可能不太多，这样医生不会太累）。在卡拉济市门诊新开诊时，伊朗《消息报》记者进行了报道，还有《世界报》《希望》杂志等连续报道——记者采访患者针灸之后病情好转及快速治愈情况。报道中患者来自军政界官员、普通群众。每天都有新闻报导，有些新闻登上头版头条。患者越来越多，还有在国外求医的患者闻讯赶回伊朗前来就诊。我每天平均治疗 150～250 人次，谭大夫帮助起针、拔火罐，伊朗接待组三人协助问诊、写病历。有的人累得病倒，累得谭大夫腰腿痛复发，他仍坚持配合我工作，到了晚上我给他做针灸治疗。

阿拉姆院长怕我累倒，建议我对一般患者每人扎两针就请走。我说自己年轻、累点没关系，对待每一个患者，我还是按中国外派医务人员"为人民服务"的精神积极治疗，院长很感动。

阿拉姆院长及伊方接待组与我们医疗组同心协力、密切合作，共同完成了这次医疗任务。离开伊朗回国前，我们看到阿拉姆院长和接待组在《未来报》上做的专题报道，写道：中国医疗组治疗的大多数都是疑难病症患者，疗效高达 70%，赢得伊朗医疗界普遍赞誉。

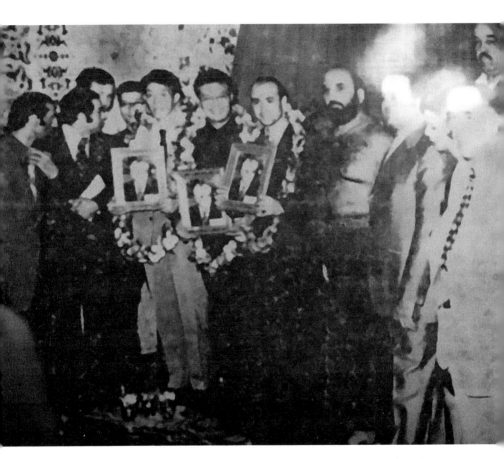

1973 年 8 月 16 日，国王俱乐部为中国医疗组宋、谭二人专场表演
（右第四人为保健医院院长阿拉姆）

9 针灸治疗老年性颈背腰腿痛

患者，女，81岁，伊朗国王巴列维母亲，1973年8月26日初诊。

王室保健院院长阿拉姆介绍情况：国王母亲77岁那年患腰腿、颈部疼痛，病程4年多，平日服止痛类药物，也做过热敷理疗，病痛时轻时重。目前主要是腰腿痛，行走十分困难，颈背部疼痛轻些。X-ray片显示骨质退行性病变，腰部最明显，腰椎骨质增生。

体检：面色暗黄，体质瘦弱，舌质暗、发白，舌苔白厚，脉细弱，尺脉更弱。血压130/90mmHg，心率稍数。

西医诊断：老年脊椎退行性改变，骨质增生性腰背腿疼痛症。

中医辨证：气血虚，血瘀阻之痹症。

治则：养血活络，疏通经络，祛瘀止痛。

取穴：大椎、华佗夹脊穴、环跳、阳陵泉、悬钟、手足三里。配合拔火罐。

治疗：手法用补法及平补平泻法针刺背部穴位，不留针。而后，拔火罐6分钟左右，此时患者说痛感似乎减轻，第一次治疗结束。

8月27日二诊，患者说昨天治疗后感觉疼痛明显减轻，睡眠见好。治疗同前，针刺加拔火罐。

8月28日三诊，颈背腰腿疼痛继续减轻，能够站稳，行走可以不用人扶。治疗同前，并嘱患者可以扶物站立，轻微活动颈腰，谨防摔倒。

8月29日四诊，疼痛感轻微。治法同上。示教患者做颈、腰功能活动，巩固疗效。

8月30日五诊，颈背腰腿疼痛基本消失，治法同上，即日起停针观察。

十天后，保健院院长阿拉姆说患者痊愈，疼痛完全消失。

10 斯里兰卡总理访华收获之一：治好了腰腿痛

1976年8月15日，应中国政府邀请，斯里兰卡总理班达拉奈克（夫人）到达北京进行访问。周总理得知班达拉奈克总理身患腰腿疼痛，便指派中医研究院安排医生治疗。院部排定我和骨伤医生段胜如接受任务，作为访问团的随从保健医生。

8月16日乘中国民航专机降落沈阳，转乘专列到棒棰岛。入住宾馆休息后，我们开始做针灸、按摩治疗，先针腰及腿部穴位，20 分钟后做放松性按摩半小时。治疗结束后，班达拉奈克总理表示——全身感觉轻松，腰腿痛减轻。

8 月 18 日，周总理陪同班达拉奈克总理参观飞机制造厂、工艺品制造厂等地。行走路程不少，班达拉奈克总理很高兴她能走下来，腰腿能承受。

晚餐后休息，又开始给班达拉奈克总理针灸、按摩治疗。她说今天走了那么多路，感觉腿痛没加重，反而明显见轻了。

8 月 19 日，周总理陪同班达拉奈克总理乘专机至南京参观工厂等地。晚餐休息时，我们继续给她做针灸、按摩治疗。结束时她说："我这次访问贵国收获很大，看到中国经济、社会生产各方面发展很快。另外，在参观访问过程中，我的腰腿痛经过你们中医针灸治疗，多年久治不愈的慢性病痛解除了，多谢中国大夫。"

8 月 20 日，班达拉奈克总理从南京乘专机到上海访问，"上海革委会"主任代表周总理欢迎，并设宴招待斯里兰卡总理一行。下午休息后，我们继续做针灸、按摩治疗，巩固疗效。

治疗结束后，班达拉奈克总理高兴地说："非常感谢中国政府！周恩来总理全程陪同我参观访问，还派中医大夫治好了我的腰腿痛。谢谢，十分感谢！"

8 月 21 日上午，周总理及我们一行工作人员、上海市领导到机场送行，班达拉奈克总理顺利回国。

11 针刺、配合颈功能活动治愈颈椎间盘突出

山田佳谷，男，36 岁，日本人，医学博士，1986 年 11 月 29 日初诊。

主诉：左侧颈肩痛一两月余，颈部活动受限，拇指、食指麻木，睡眠差。X 线片显示颈 5、6 椎间盘突出。曾去整形医院做骨牵引治疗，戴颈托，服止痛药。一周后疼痛减轻，后又复发，症状一如之前。

体检：面色黄，形体一般，舌苔薄白，舌质淡红，脉弦滑，左颈肩压痛，X 线片示颈椎生理曲度变直，颈椎 5、6 向后半脱位状。

分析：劳累过度，颈肩劳损，气血阻滞，络脉不通，致颈肩疼痛，手指发麻。

治则：活血通络。

取穴：天柱、大椎、曲垣、曲池、阳溪。

方义：针天柱、大椎、曲垣穴，平补平泻法，活血通络。针曲池穴，用泻法，活气血。

针刺得气后，连接电针仪代替手法行针，电流强度适中，行针治疗 30 分钟，颈肩痛明显减轻。起针后，嘱病人做颈部前屈后伸，左右侧屈活动，每日做 2 ～ 3 次。

12月1日二诊，治疗如前。

12月2日三诊，精神好，睡眠好转，颈部活动受限症状消失，食指酸麻感消失，唯拇指仍有麻感。近端取穴，针曲池、阳溪，治疗手指麻木。

12月4日四诊，舌苔薄白，脉弦缓。颈肩疼痛酸沉感全部消失，只剩大拇指偶尔发麻。治疗如前，并嘱患者做颈部功能活动锻炼。

随访，全部症状消失，停止治疗，并嘱其继续坚持做颈部功能活动，巩固疗效。

12 为朝鲜最高领导人治疗腰痛

1977年4月，朝鲜劳动党邀请中国医生为其最高领导人医疗。周恩来总理指示——卫生部组织医疗组赴朝鲜为金日成主席医疗。医疗组由积水潭医院院长任组长，组员由骨伤、针灸、神经内科、放射科专家及朝鲜语翻译各一人组成。国务院通知海关免检，医疗组一切活动保密。我们乘中国民航直飞朝鲜，落地平壤后受到朝鲜劳动党及负责保健领导人的热情接待，安排住在一个美丽的山区宾馆。

朝鲜保健部门和医生对金日成主席无限爱戴、忠心。治疗金主席的疾病万分谨慎，在我们中国医疗组来朝鲜之前，他们就曾派三位医生来中国中医研究院访问、学习中医治疗，与我们研讨交流中医针灸治疗神经系统、骨科方面疾病。他们在针灸所参观交流三天后，问我们："有一病人腰椎受伤，引起腰腿痛、串到小腿，如何针灸治疗？"我答："单用针灸治疗就可以，一般取穴：气海腧、关元腧、秩边、环跳、阳陵泉、足三里等穴。若偏寒体质，可配艾灸或电热疗。"

我们医疗组到朝鲜休息一天后，朝鲜负责保健医疗的官员在一所医院安排了一些普通患者，请中国医疗组用中医针灸、按摩法治疗。来到医院后让我们戴上大口罩，治疗过程中不说话，全程由他们的医务人员陪同、与患者对话交流，了解患者的感受，观察疗效。看到安全有效的结果后，才让医疗组给金日成主席治疗。

金主席见到中国医疗组很高兴，他不用翻译，说中国话很流利，坦率地对医疗组说："我的腰痛病，我们的医生不敢放手治疗，也曾寻访过一些欧洲医生，都说无办法保守治疗，只有手术开刀。后来我们医疗部门又派人去北京中国中医研究院学习，有针灸医生说治疗方法单用针灸就可以，但他们学习回来后还是不敢动手，所以只好请你们来朝鲜，我相信你们的治疗。"

诊断：腰椎间盘突出症，右腰部痛甚，属中医的气滞血瘀之痹症。

治则：活血祛瘀止痛。

取穴：取大肠俞、关元俞、阳陵泉等穴。

治疗：让病人俯卧床上，腰部穴位消毒后，医者持针刺大肠俞、关元俞等穴位，得气后接 G8605 电针治疗仪，代替手法行针，20 分钟后取针，由骨科专家洪医生手法按摩复位。

查患者膀胱经大肠俞、关元俞处气血瘀阻最为严重，针刺以活血、消肿祛痛，配穴，胆经的环跳、阳陵泉穴位。治疗、观察三天，疼痛好转，继续针灸、按摩手法，治疗同前，直至完全治愈。

在治疗间隙，医疗组参观了万景台金主席的故居，观看少年儿童表演和朝鲜人民英勇抗敌、抗美援朝影片，参观中国志愿军同朝鲜人民军并肩抗敌的烈士展览等。感受到中朝唇齿相依，血肉凝结的战斗友谊永远长青！

我们回国前，金日成主席亲切接见、送别医疗组，并赠送每人一份礼品——雕刻有金日成名字的欧米伽手表、高级纺织品、高丽参、朝鲜特产酒水等。

13 联合国秘书长盛赞中医针灸

艾哈曼德，男，62 岁，联合国副秘书长，1981 年 7 月 10 日就诊。他说："这次来中国访问，趁此抽空来看一下我的肩痛。病痛已两年余，在美国按风湿痛用药物治疗，时轻时重，不能根治，这次来北京后症状加重。"

体检：右肩臂酸痛，右手无力，握笔不紧、握茶杯不稳，手指麻木，睡眠不安，X-ray 片见颈椎生理曲度变直，颈 6、7 骨质增生，血压偏高，140/90mmHg，心率每分 80 次，脉象弦滑数，舌质淡红，舌苔白腻。

西医诊断：颈椎综合征。

中医辨证：属风寒湿邪阻滞经络，气血不畅所致，颈肩臂痛、手指麻木之痹症。

治则：祛风寒湿，活血通络。

取穴：风池、大椎、肩髃、曲池、外关、中渚、绝骨、足三里等穴。

方义：患者左侧颈 6、7 最痛，针大椎、风池；循经取穴，针肩髃、曲池、外关、中渚；"上痛取下"，针绝骨、足三里。

针风池、大椎，用泻法，其他穴位平补平泻或连接 G6805 电针治疗仪替代手法行针，每次治疗 30 分钟，每日 1

次，10 次为一疗程。治疗结束即感觉疼痛减轻，叫做颈部活动前屈后伸，左右侧屈，耸肩动作，每日做 1～2 次，每次半分钟，强度由小到大，自觉舒适为度。

7 月 11 日，患者说昨日治疗 1 次，睡眠好些，手握笔能用上力，颈肩痛明显减轻。治疗同。

7 月 13 日已治疗 3 次（针刺手法均用平补平泻），颈肩臂痛基本消失，睡眠好，手拿笔书写正常，指麻木减轻，血压 130/80mmHg，舌苔变薄，脉缓滑。

7 月 16 日已治疗 6 次，颈肩臂活动自如，精神较好，手指麻感变轻微，治疗同上穴位，继续巩固，再治疗 2 次观察。

7 月 19 日，病人高兴称赞："中国针灸是很特殊的一种自然医疗，几天就治愈了我长期的病痛，我非常感谢您。我们已是好朋友了，我要请您和夫人来北京饭店吃饭，以表示我诚恳的谢意。"

1988 年 5 月，外交部接我到钓鱼台国宾馆为联合国秘书长佩雷斯·德奎利亚尔医疗。秘书长说："您为我的同事用中医针灸治愈了他的颈椎病，疗效很好，所以请您来针灸治疗我的心脏病。"

主诉：胸闷，有心律不齐，不时有不舒服感。

体检：秘书长体格稍胖，面色红润，舌质红，有紫斑点，舌苔薄白，脉弦滑，血压 140/90mmHg，心音有早搏，肺阴性。

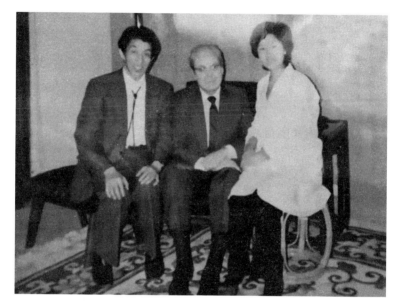

联合国秘书长合影

佩雷斯·德奎利亚尔（中）宋正廉（左）

中医辨证：胸部沉闷胀，舌质有紫斑点，脉弦滑，为气滞血瘀症。

治则：理气活血祛瘀。取穴：膻中、外关透内关。

方义：八脉交会，气会膻中，针刺膻中以解气郁不畅；内关，手厥阴之络穴，亦有调理气机作用。

治疗：用1寸毫针针膻中、外关，有针感后连接 G6805 电疗仪，代替手法行针治疗25分钟。治疗结束，我问秘书长感觉怎样，他说感觉胸闷消失了，并说他是第一次接受针灸治疗，感觉很好，希望还有时间再来治疗。我说："如无时间，您可以用手指自己按揉、点压我针刺过的穴位和手心的劳宫穴，对胸闷早搏也有效，中医叫指针疗法。"

陪同秘书长的副秘书长艾哈德曼对我说："我照您教的颈部功能活动保健方法坚持锻炼，很有效，至今已七年了，颈椎病未再复发。"

14 中日交流活动

第一部分

1983 年，日本药业公司生产的药物引起中毒事件（Semon 病），日本电气劳工会组织几批药物中毒患者来中国中医研究院针灸研究所治疗，我们用中医针灸治疗获得较好疗效。1985 年 2 月，应日本电气劳工会书记长吉川一夫国会议员邀请，中国总工会组织慢性病专家考察团访日，推我任团长。代表团到日本机场，受到日本电气劳工会书记长吉川一夫等热情的欢迎。

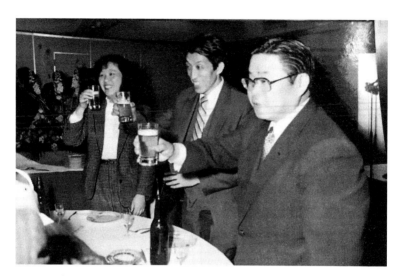

日本电气劳工会书记长吉川一夫欢迎中国医疗代表团

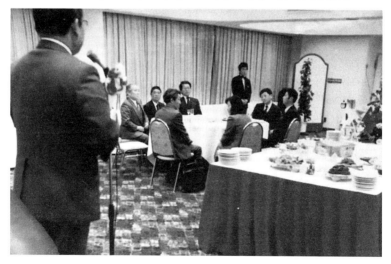

应日本电气劳工会书记长吉川一夫邀请访问日本

照片为欢迎招待会

这次慢性病考察访问，主要任务是到各地访问接受过我们治疗的患者，考察病人恢复状况，并提出后续治疗、康复意见等。在访问座谈中，我们了解到绝大多数患者经中医针灸治疗后病情好转、稳定。在电通劳联负责人的陪同下，代表团考察访问了东京、大阪、京都、广岛、熊本、伊豆及北海道七大城市。每到一地都受到欢迎及热情接待，开座谈会，对少数患者进行针灸治疗，一般每个城市安排两天诊疗活动。

第二部分

1985年7月应日中交流学会阿布珐悦、宫崎领子的邀请，中国卫生部医学交流会批准，组成中国医疗组：中医针灸宋正廉、正骨按摩陈正光、气功焦国瑞、日语翻译冉光旭、申光，我任组长，赴日本横滨、东京两大城市开展中医学术交流。我同陈正光主任在横滨开门诊医疗，焦主任不定地点办气功班。我利用业余时间办针灸师学习进修班三期、教授进修中医班一期（每周日整天七小时，包括示范教学），受到欢迎好评。

自1985年7月至1987年1月期间，参加田中角荣、安倍晋太郎日本高官及一些作家、艺术家的会诊医疗。接受邀请在东海大学（1986年6月）、东帮大学（1986年9月）、全日本医师针灸师学术会第36次大会（1986年4月）以及其他学术团体，做有关中医针灸医疗研究方面的报告，前后八次之多，备受欢迎。

在中医针灸交流中，我的部分讲稿由白石佳正、松岗贤也两位院长整理出版。《实践中医学入门》1989年8月由日本株式会社绿书房出版发行，1992年2月再版。

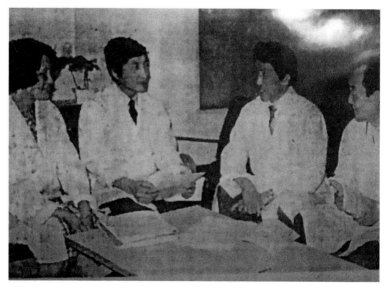

1985年7月赴日本交流
宫崎领子、宋正廉、阿布琺悦、陈正光合照

15 针刺治疗瘫痪证

患者，小田郁子，32岁，日著名文学家小田切进之女，1986年7月20日初诊。

患者年轻时头部受外伤，手术后四肢全瘫，卧床不起已经十三年。1969年在东京某医科大学做头部手术后高烧持续三周，昏迷不醒，诊断为脑脊髓膜炎，退烧后四肢全瘫，二便失禁，不几日感染肺炎，住院抢救。1975年高烧昏迷五天，1976年高烧昏迷时间最长，逾一个月。长期鼻饲进食，小便失禁，插导尿管三年多。1984年2月到医院做肢体被动活动治疗，历三个月无效。患者肌肉严重萎缩，双足内翻畸形，经常抽搐癫痫发作，遗尿，全身骨节酸痛，卧不安眠，饮食无味。

体检：患者面色苍白，精神萎靡，舌质淡红，舌苔厚腻，除右手能屈伸活动外，左半身、右下肢全瘫，肌肉萎缩严重，双足畸形内翻，双小腿及双足暗黑无光泽，痛觉减退。从头到足全身痛，不时抽搐。双下肢、膝、跟腱反射未引出，左上肢肌腱反射减弱，右上肢反射较亢进。

中医辨证：气血失营，经络瘀阻。

治法：健脾胃、调气血、通经络、祛瘀阻。

处方：脾俞、胃俞、足三里、三阴交、心俞、膈俞、百会、通天、神庭。

方义：针脾俞、胃俞、足三里、三阴交，调补后天之本；配心俞、膈俞以助疏通经络、调活气血、祛瘀阻；百会、通天合用，提升阳气，平衡阴阳，调节整体。

初诊治疗：针脾俞、胃俞，用补法；针百会、通天，用泻法，连接电疗仪；足三里连接电疗仪 30 分钟，其他穴位用平补平泻针法，治疗 30 分钟。

针后，患者说头痛缓解，全身骨节疼痛亦减轻。之后，2 ～ 3 天治疗一次。

7 月 23 日二诊，患者说三天以来疼痛减轻，睡眠好一些，有食欲，大便正常，小便仍然失禁，颈背不痛了，有两次抽搐。

治法：针百会、神庭、足三里穴位，连接电针仪两对，30 分钟；其他穴位平补平泻，留针，每 10 分钟捻转一次。示教患者家人用梅花针叩刺头部、脊椎两侧及四肢，每日一次。

7 月 26 日三诊，患者精神好转，未出现抽搐，头痛、关节痛减轻，睡眠见好，舌苔退薄，食欲增加。

治疗：电针穴位，同二诊。

7 月 28 日四诊，患者一般症状均减轻。

治疗：同二诊，增加点刺华佗夹脊穴、环跳穴。并示教患者家人做背部捏脊法，梅花针扣刺上、下肢麻木区，每日一次。

至 8 月 4 日，治疗约十次，患者头痛、颈腰痛均消失，抽搐停止，癫痫没有发作，双侧上下肢暗黑色淡化，足部暗黑色片块缩小，双腿着地可站立片刻，能够扶起坐床边吃饭，大小便正常。止痛抗癫痫药全停用。

治法同前，综合施治。

8 月 20 日开始，除以上综合治疗外，加强上下肢功能活动。因足畸形不能站立活动，只能坐下自主活动或他人帮助。

经过三个多月的针刺综合治疗，十三年卧床瘫痪病者基本治愈。全身痛感消失，精神好，饮食好。双上肢活动功能正常，双下肢、髋、膝、踝关节均能自主活动，能够扶支架坐下进食、阅读。随后再去医院做足畸形矫正治疗，预计可以完全康复，正常站立行走。

一点体会：古代医家"治痿独取阳明"，诚然。胃受纳，脾运化，气血充足，经脉得养。治痿先调和脾胃，使气血本源旺盛，再调和气血、疏通脉络是治疗痿证、瘫痪的要点。另外，患者自主功能活动锻炼，或他人帮助其活动，也是治痿不可或缺的。

16 参加外交代表团访问不丹

1987 年 6 月，应不丹国王的邀请，中国外交部代表团访问不丹。刘述卿副部长任团长，我是代表团成员中唯一的医生。

代表团乘中国民航至印度北方城市加尔各答，再转乘印度的小飞机（大约能坐十几个人）飞到不丹山区的一个小机场降落，受到不丹官员的迎接，然后乘车至山地小宾馆居住。刘部长对我说："你的任务是给国王母亲看病。"

第一部分

我在翻译陪同下去给国王母亲治疗，王室的保健服务医生介绍老人患有右侧偏瘫两年，失眠头痛，右侧肢体僵硬痛，西医诊断为脑血栓后遗症。

体检：霍夫曼右阴（-）性，巴氏症右（+）阳性，听诊心律齐，肺阴性，血压 140/90mmHg，舌质红淡，苔黄脉弦滑。

诊断：右偏瘫、失眠、头痛。

治疗取穴：百会、神庭、阳陵泉、太冲。用 1 寸针针刺以上穴位，有针感后连接 G6805 电疗仪 2 对，代替手法行针每次至 30 分钟，每日行针 1 次。取针后，教护理员辅助治疗：让患者健侧卧位，按摩头部，搓揉背部，使病人患侧上肢发热，再按摩下肢 3 分钟后，伸屈上下肢各个关节，踝关节做旋转，每日做 1～2 次。

如此针灸按摩 3 天，睡眠好转，头痛消失，肢体痛减轻。

医嘱：少量活动，饭吃八成饱，低盐、低糖，肉食占两成，主食、蔬菜水果占八成，晚餐少吃。

治疗结束，国王母亲很满意，表示十分感谢，亲自拿出银首饰馈赠我，叮嘱我带回北京给夫人。

第二部分

不丹内务大臣、社会服务大臣二人先后前来求医。二人体格壮实，患的都是颈肩臂痛，手指有串麻感，X-ray 片有退行性改变，西医诊断为颈椎综合征。中医认为，病人身居山区，风寒湿侵犯经络，属气血瘀滞之痹症。

治则：祛寒湿、通经脉、活气血。

取穴：风池双、大椎、肩髃、曲池、外关、合谷、中渚，常规取穴位及医生手指消毒后以 1 寸针针刺有针感，连接 G6805 电针治疗仪，治疗 20 分钟，取针做放松按摩 2 分钟，教患者自己做颈肩功能性活动2分钟。治疗结束，患者即感到颈肩轻松，嘱咐每日至少做两次。连续治疗3天，两位大臣颈肩痛消失，手指麻木明显减轻，嘱咐病人坚持颈部功能活动，预防复发。

刘部长带领团员同不丹国王及大臣会谈、访问等活动我不参与。待他们外交活动结束，我的医疗任务也顺利完成了。

17 为泰国政府官员医疗，参加国王60大寿观礼

1987年10月2日，泰国外交部长西提来中国友好访问，中国外交部同志发现泰外长患面瘫，接我去外交部给外长针灸医疗。泰外长说他面神经麻痹十多天了，可能是受风寒发病的，在泰国治疗不见效。这次来北京访问，顺便请中医做针灸治疗。

体检：身体健康，面色红润，舌苔白腻，舌质红、无紫斑，脉弦滑有力，血压140/80mmHg，心率齐，肺阴性，抬眉左侧无纹，皱鼻左侧无纹，左眼闭不上，约距3毫米，鼓腮左漏气，左耳后压痛点明显。

西医诊断：左侧周围性面神经麻痹。

中医辨证：因风寒湿侵犯经络，气血不通而治面瘫。

治则：祛风寒湿邪，疏通经络，调和气血。

取穴两组，一组是完骨、攒竹、耳门、下关、合谷，均左侧，二组是风池、阳白、听宫、颊车、外关，均左侧。完骨、风池，用泻法，其他穴位平补平泻。

每次针至 30 分钟，留针期间行针 3 次，每次半分钟或者连接电疗仪 G6805 代替手法行针。

方义：取穴完骨、风池，以泻法针刺，祛风寒湿邪瘀阻。配耳门、丝竹空、下关、颊车。循经取远道穴——外关、合谷、三阴交等，多用平补平泻针法，疏通经络，调和气血。

10 月 4 日，国务院副总理邓小平同志接见西提外长，看到西提说话时忍不住流口水，便关心地询问。西提外长说："我患面神经麻痹，前几天请贵国大夫做过两次针灸，已经见好。"小平同志说："外长如果需要中国医生继续针灸治疗，我们可以派这位医生去泰国给您继续治疗。"

随后，我便被派去泰国为外长继续治疗。我选择住在我国驻泰国大使馆，觉得生活环境熟悉些，身边有自己人，不太寂寞，各方面比较方便。每天泰国外交部接我去为外长针灸，先后共治疗了 16 次，西提外长的左面瘫痊愈，没有留下任何后遗症。治疗结束时，正好他要离开首都到泰南方去参加一个会议，便邀请我与他同行，一路游玩。回到首都曼谷后，我说我的医疗任务已完成，可以回国了。外长说："今年

12月是泰国国王60大寿，我邀请您参加庆典观礼。"我把西提外长的邀请报告给大使馆，随后得到外交部刘述卿副部长的批示：请大使馆告知宋大夫延期回国，参加泰国国王寿庆观礼，不要谢绝。

在等待观礼期间，西提外长安排我游览、休息，派一位政治司长陪同。一天，那位司长谈到中国达赖喇嘛，问我是否了解此人。我说知道他是我们西藏一个佛教头，叛国者，还拉拢一些人逃往印度。司长告诉我——近期国际佛教协会要在泰国开会，拟在会议上给达赖喇嘛颁奖。

我马上赶回使馆向大使汇报此事。使馆高度重视，立即采取行动，频频与泰国外交部沟通交涉，最终泰国政府禁止了那次佛教协会会议的召开。随后几天，有一些佛教徒到中国使馆静坐抗议，泰外交部派新闻司人员与他们交涉、劝阻，事态逐渐平息。

在泰国国王60大寿庆典观礼活动中，中国派有礼花队、军乐队及杂技团表演、祝贺。我作为贵宾，在活动主场参加了泰国王60大寿观礼。

我在泰国休息游览期间，泰国国王秘书长、工商业部部长等其他官员先后来找我求医。我给他们做针灸治疗，疗效十分显著，他们备为感激。

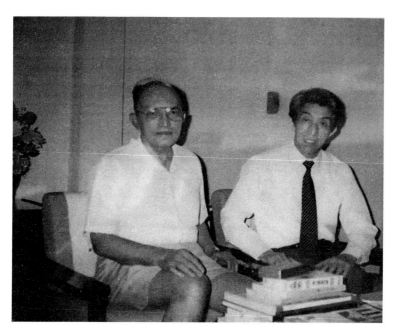

泰国外交部部长西提面瘫治愈后合影留念
1987 年 10 月 2 日

18 澳大利亚政要医疗

保罗·基廷，男，46 岁，时任澳大利亚财政部部长，因患颈肩痛，1989 年 5 月 4 日来中国治疗，我外交部通过卫生部、中医研究院派我为其治疗。

主诉：肩颈痛约半年，自觉颈肩酸、沉、痛，手指麻木，颈转动较困难，常服用西药止痛类药物，能止痛几个小时。

体检，颈 6、7 压痛点明显，转动僵硬，椎间孔压缩实验阳性，舌质发暗，舌苔黄薄，脉弦，X-ray 见颈椎 6、7 有骨质增生，生理曲度变直，右 2、3 指有麻木感，心（-），肺（-），血压 120 /80mmHg。

西医诊断：颈椎综合征神经根型。

中医辨证：经络气血瘀阻之痹症。

治则：活血、理气、祛痛。

治疗：取颈 6、7 华佗夹脊穴双侧，泻法针刺以祛瘀阻；配穴肩髃、外关、合谷，平补平泻，疏通经络，调和气血；远部配穴阳陵泉，悬钟，用泻法。

一寸毫针指切速刺，华佗夹脊左右一对，天髎、外关平补平泻，悬钟、阳陵泉，以泻的针法得气后连接 G6805 电疗仪替代手法操作 30 分钟。结束后给放松性按摩 2 分钟，然后教患者做颈部功能活动 1 分钟，患者即感到颈、肩、臂痛减轻明显。建议睡眠时调整枕头高低，不要高枕，若出现颈部不适，做颈部功能活动。按以上治疗 3 次，颈部、肩、臂未再出现疼痛，手指麻木感消失。

基廷部长的夫人患神经性头痛，接受治疗。

针刺风池、神庭、百会、合谷，均用平补平泻针法，留

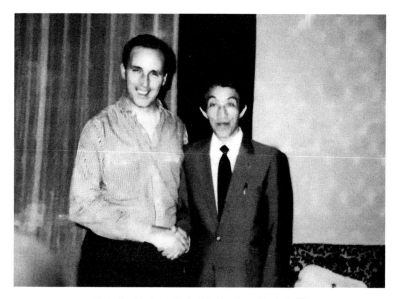

同澳大利亚财政部长 保罗·基廷合影
1989 年 5 月 4 日

针 30 分钟，每 10 分钟行针 1 分钟。治疗 1 次后即睡眠好，头部未痛，连针 3 次治愈。

　　岁月过去四年多，保罗先生已任澳大利亚总理，他和夫人还念念不忘，感谢当年我给他们夫妻医疗。1993 年 6 月 25 日基廷总理到访北京，抽不出时间见我，特写信问候我，并托人送来一大本澳大利亚画册。

澳大利亚总理 保罗·基廷的感谢信

19 应邀加入卡塔尔亲王的医疗中心

1989 年 6 月，当我 63 岁时，被中国有色金属对外工程公司借调（经卫生部中医药管理局批准），加入一个医疗组，去卡塔尔国给亲王穆罕穆德、教育大臣医疗，为公司在海湾地区拓展业务提供支持。

医疗组由三人组成——有色金属公司下属医院的副院长蓝双全，中国中医科学院针灸研究所宋正廉，阿拉伯语翻译郅爱军。航班到卡塔尔首都多哈后，住洲际旅馆休息一日，医疗组与亲王公司经理联系。亲王知道后很高兴，6月7日请我和翻译到他办公室治疗。

亲王说他的颈背肩臂疼好久了，左手指还麻木，曾经在欧洲、印度医疗过无效。看 X-ray 片见颈 5、6、7 椎有退行性骨质改变，颈椎生理曲度变直，左侧颈、肩、臂压痛点明显，颈转动困难，舌质红有紫斑，舌苔黄厚，脉弦滑，血压 140/90mmHg，心律齐稍快，肺阴性。

西医诊断：神经根型颈椎病。

中医辨证：地居热带长期空调，寒湿阻滞，经络气血运行阻滞之痹症。

治则：祛寒湿、通经络、活气血。

取穴治疗：天柱、风池、大椎、曲池、中渚、悬钟，针风池、大椎用泻法，其他穴位平补平泻，留针 25 分钟，留针期间行针 3 次，每次半分钟。

方义：患者长期在室内空调环境中生活，风、寒、湿杂至。用泻法针大椎，以祛风、寒、湿邪。循经取曲池、中渚、悬钟，平补平泻针法，通经络、调气血。

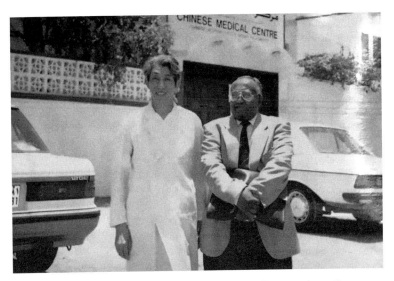

与卡塔尔国亲王教育大臣的秘书合影 1991 年 3 月

起针后做放松性按摩两分钟，然后教亲王做颈部功能活动。

结束后问亲王感觉怎样，亲王表示颈臂痛减轻多了，也可以活动了，就这样每日针治一次，一天比一天好转。

前后共治疗七次，颈、肩、臂活动自如，手指麻感消失。亲王很满意，高兴地说："中医针灸疗效真好，我想邀请你们参加我的国际医疗中心，我可以写信给卫生部获得批准。"亲王邀请我们参加他的国际医疗中心，也是对外工程公司所希望的，中国驻卡塔尔大使胡昌林也支持。我们医疗组便接受了邀请，加入亲王的国际医疗中心。

海湾地区一直是英美派医疗统治区域，传统医疗以及中医长期被边缘化，我们决心在此打开一片天地，开拓、推广中医针灸。

我们医疗组到多哈一个月后，当地电视台记者闻讯而至，邀请我在电视台介绍了中医针灸医疗情况。卡塔尔记者也采访了针灸医疗情况，在报刊上报道。三个月过去了，卡塔尔卫生部还没有回亲王的信。我们去中国大使馆请郑小龙秘书去卫生部询问，卫生部表示：亲王不是卫生主管，他的申请无效，中国医生申办执照，必须自己写申请，才可以经过考

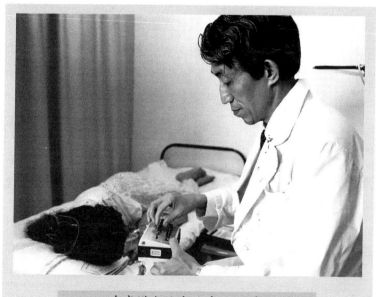

在卡塔尔临床治疗 1990 年

核发予医疗执照。郑秘书以我的名义写了申请，一周内回复：经审查，宋医生可以参加考试、行医，蓝医生是医院行政副院长，不予批准。

参加考试，考试委员会西医各科十多人，中医针灸有一人，他们提出的问题都是属于西医方面的问题。郅爱军做翻译，我做考试答辩，那位学过针灸的医生未提问题。经过两轮考核，合格通过，发给我行医执照，我们便与亲王签订合同，加入了他的国际医疗中心。

1990 年 8 月，伊拉克同科威特战争爆发，美国航母开到卡塔尔海域，中国大使馆通知所有中国人立即离开卡国。中国民航停飞，亲王公司与我们合作合同终止，亲王公司登报三 3 日后，声明我和郅翻译即将离开卡国，前往远离战区的阿联酋迪拜。

20 治疗苏联外交官十二指肠溃疡

我在临床的针灸治疗中发现，各种脾胃病，如消化性溃疡，特别是慢性胃溃疡长期西药治疗不愈的，针灸疗效很好。

1989 年 9 月 15 日，苏联驻卡塔尔大使馆代办阿卜杜拉，男，56岁。患胃十二指肠病一年多，空腹时、夜晚疼痛较重，不敢饮酒、吃辣的食物。X-ray 检查为十二指肠溃疡，服西药止痛，临时缓解一下，过后仍痛。他在一次使馆招待会找到我，请我用中医针灸治疗。

检查：面色红润，舌质红、有紫斑，舌苔黄腻，脉弦滑，血压 140/90mmHg，心率齐，肺阴性，胃脘部有压痛，肝脾未触及。

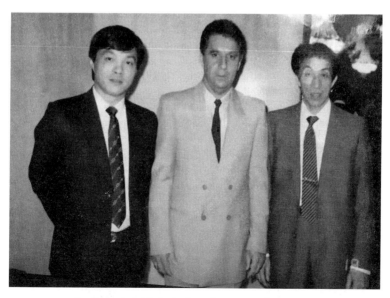

与苏联驻卡塔尔代办阿卜杜拉治愈后合影
1989 年 10 月 18 日

西医诊断：胃及十二指肠慢性溃疡、高血压。

中医辨证：舌苔黄腻，舌质红、有瘀斑，症属痰湿阻滞，经络、气血瘀滞而致胃痛。

治则：祛痰湿，活气血。

取穴：中脘、足三里平补平泻，三阴交双泻法，每周行针3次，每次20分钟。背部肝俞、厥阴俞、胆俞留皮内针两对，胶布固定，每周换1次。

方义：平补平泻针中脘、足三里，泻法针三阴交以止痛。因患者病程已一年余，按慢性病宜久留针经验，故增加背部腧穴：肝俞、厥阴俞埋皮内针。

首次治疗后，患者开始感觉胃部舒适。

9月23日，一周来睡眠好，白天及夜晚胃部基本未痛，只有进食时胃部有发热感，治疗同上穴位。

9月30日，这周饮食、睡眠均好，胃部舒适、未痛，舌苔白薄，舌质紫斑变淡。针穴同上，皮内针穴督俞、膈俞，每周换1次，针3次停，埋针观察，满一个月做X光复查。

10月16日，胃部照片复查溃疡全愈合，埋皮内针巩固疗效。阿卜杜拉代办说："中国的中医针灸比西医的药物好多了，短短一个月就把我的胃痛治好了，谢谢您。我要让我的儿子向你学习中医针灸。"我说："代办先生，卡国的国际医疗中心患者不喜欢医生实习治疗的，我可以介绍你的儿子去中国北京国际班去学习中医针灸。"代办同意，从此他和我成为好朋友，俄罗斯大使馆开什么招待会，他经常邀请我去参加。

21 在阿拉伯地区宣传、推广中国针灸

1991 年 1 月，我们由卡塔尔转移至迪拜，向迪拜卫生局申请办诊所，通过考试后拿到了行医执照，开始创办中国医疗中心。诊所开业，前去迪拜市政府办营业执照，市政府办公室主任穆娜热情接待了我们。她说自己患有腰椎间盘突出症，已经与一位德国医疗教授约定年底去德国手术治疗。问我中医针灸能否治疗，我回答："以往我针灸治过很多病例，有的很有效，可以不必手术。"主任听后很高兴，又问我们到迪拜常驻有人担保吗，我告诉她有位迪拜银行职员做我们的担保人。主任说："您属于特殊职业人才，按我国有法律规定不需担保人。你提到的那位银行职员曾有贪污不良记录，我可以取消他的担保。"

主任打开方便之门，我们很快拿到执照，租到一座两层小楼，按卫生局的要求装修一新，诊所正式开业。

1991 年 3 月某日，为穆娜主任治疗，让她俯卧位行针腰腿部。气海俞、关元俞、环跳、绝骨等穴位消毒后，用两寸

毫针得气，后连接G6805电疗仪替代手法，行针治疗30分钟，同时用神灯替代艾灸共治2次。治疗后腿痛明显减轻，行走也好些，继续治疗10余次，一切症状全消失，只有腿肌肉萎缩尚有1.5厘米未恢复。

1991年12月，穆娜预约德国医生的手术时间到了，术前检查时德国教授惊奇地问："你的腰椎间盘突出已经痊愈了，是如何治疗的？"穆娜说："是中国医生用中医针灸治疗的。"德国教授又做了检查后说："你已完全痊愈，不必手术了。"后来，穆娜主任介绍他们的几个市长、部长朋友来我们诊所，

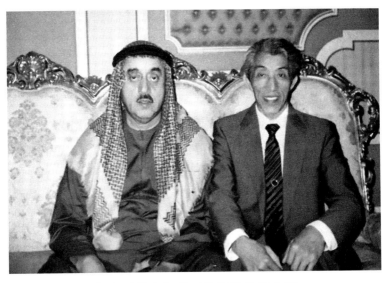

与阿联酋乌姆盖万酋长拉希德合影

请求针灸治疗。

1991 年，老国王的姐姐即大公主患腰椎间盘突出，请我去王宫治疗。大公主身体很胖，气海俞、大肠俞、环跳等穴，用 6 寸针刺。腿上穴位阳陵泉、昆仑用 3 寸针刺，得气后连接电针仪，替代手法行针 40 分钟，同时在腰部用 TDP 神灯照射腰部（替代艾灸），结束后由医助做腰腿放松性按摩。治疗结束，公主说："很好，疼痛好多了。"如此治疗，一天天腰腿痛减轻，睡眠、精神都好。

第 7 次治疗时，大公主说："我的腰腿痛，曾请欧洲、印度的医生治过，最近也请中国北京骨科研究所的几位医生治过，都不见好，你们只用针灸治了六七次就完全好了。中医针灸了不起。"大公主吩咐她的秘书支付医疗费外，还赠送给我和医助礼物（手表、手镯）表示感谢。

某个斋月，大公主请诊所人员到王宫做客。后来，口口相传大公主医疗故事，影响扩大，乌姆盖万酋长、富查伊拉酋长夫人、阿布扎比酋长国王室成员等，纷纷来我们中国医疗中心求医。乌姆盖万酋长双膝关节炎痊愈后，除支付医疗费外，还给我及医助赠送名牌手表，邀请诊所全体工作人员去王宫做客。

富查伊拉酋长夫人坐骨神经痛治愈后，请诊所全体工作人员去王宫做客，在附近的希尔顿饭店举办答谢宴会。

随着诊所声名传扬，沙迦亲王、哈伊马角酋长及王室成员，还有普通民众都来中医针灸医疗求医。

扩大医疗点：在卡塔尔国有我的行医执照，我请我所王德琛主任医师、北京外语学院医务室刘艳军医生、南京中医学院郑医生和阿语翻译一人，继续在卡国经营中医针灸诊所；请广安门医院杨永元主任、夏重新大夫，针灸研究所刘家瑛大夫，镇江医院郐连东前来阿联酋迪拜中国医疗中心诊所工作。在阿联酋哈伊马角酋长国，用我的行医执照注册，中国医疗中心再开分诊所。请上海医院郐诚华医生、中医研究院骨科研究所王敏贤医生常驻诊所应诊。

每周星期日我去帮助他们，卡塔尔及哈伊马角诊所能够达到收支平衡。迪拜诊所工作人员多，收入除开工资、水电、房租外，盈余有限，四年还清了以前的亏损。

接受媒体访谈，宣传中医针灸：1990 年 9 月（《海湾时报》《阿拉伯报》）、1991 年（《海湾新闻杂志》《体育杂志》等）接受记者采访，介绍中医针灸的悠久历史、治疗特色，能治疗常见病和一些疑难病症，能替代许多西医化学药物治疗的情况。

2015 年 10 月《走进迪拜》杂志专访我，封面照片及针灸治疗人物等共 15 页。1994 年 8 月 20 日人民日报海外版安国章记者报道《中国针灸在阿联酋迪拜》《中国针灸显神通》。

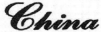

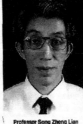

《海湾时报》的专题报道

　　电视、电影宣传中医针灸：2007 年 6 月 25 日，《阿拉伯无线 TV》采访了我，主要介绍了中医针灸历史及治疗疾病等情况。2008 年 8 月印度电视记者采访、拍摄了中国医疗中心针灸治疗患者情况的报道。

　　撰写文章，宣传针灸医疗：相关的文献有《针灸治疗减肥症》(阿拉伯语珍宝杂志)《针灸治疗关节炎的疗效》(1990

年《阿联酋宣言报》)《针灸治愈小儿脑积水一例》（1992年《阿联酋海湾时报》)《电针治疗颈椎综合症166例》（1992年《韩国汉城94世界针灸学术讨论会报告》),1994年11月《九四学术汇编》中的《4种针刺法治疗带状疱疹》《针灸名医按悬5例》等。

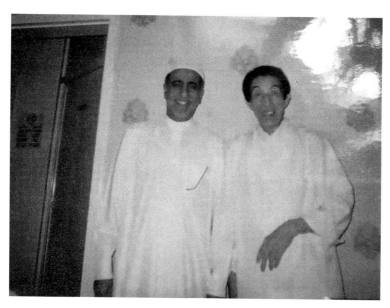

迪拜市市长治愈腰腿痛后与我合影留念

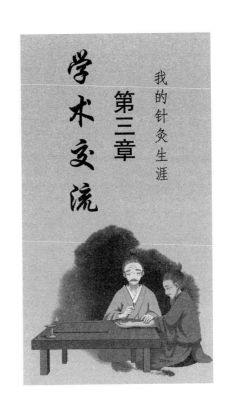

第三章 学术交流

我的针灸生涯

学术交流

22 中国医学代表团访问阿富汗

1964 年 7—8 月，中国医学代表团访问阿富汗，团长是首都协和医院院长黄呼，团员有公共卫生、传染病专家和针灸专家等工作人员，我是其中唯一的中医针灸医生。代表团先后访问了阿富汗首都喀布尔、巴米阳、坎大哈三个城市。

在访问喀布尔大学的交流会议上，我们代表团其他成员介绍了中国公共卫生、防治寄生虫病情况，我介绍中国针灸医疗情况。

我重点介绍了针灸治疗的基础知识和中国针灸简史，阐明针灸治疗的广泛性、优越性。简述如下：

一、中国针灸简史。中医针灸是中国人祖先在漫长历史的生产、劳动实践中创造发明的一门传统医疗技术。针灸，初始是针刺法和灸烤法两种医疗方法。在长期医疗实践发展中，人们将针与灸两种方法结合应用，疗效更好，遂逐渐形成今天的"针灸"。讲针灸简史，距今已一万五千年，针刺源于石器时代，针灸原始应用工具为砭石，《说文解字》释："砭，以石刺病也"。随着产业技术发展，人们生产出金、银、铜、铁针具，两千多年前的《黄帝内经》记载的九种针具，其中毫针延续发展成为现代的精细、不锈钢钢制针。灸的历

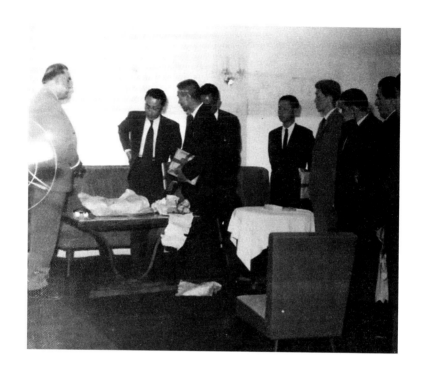

史亦很悠久，应在火的发明应用之后，人们发现火烤能够减轻肢体疼痛，逐渐出现烤灸疗法，演绎为现代艾灸疗法。

二、针灸治病广泛。1949 年中华人民共和国成立后，毛主席、周总理等老一辈国家领导人对祖国医学遗产继承发展特别重视，国家制定团结中医政策，号召西医学习中医医疗的临床各科都有中医针灸的广泛应用，对许多病症的疗效，超越了西医药物疗效。如病毒性感冒高烧、脑膜炎昏迷抽风、

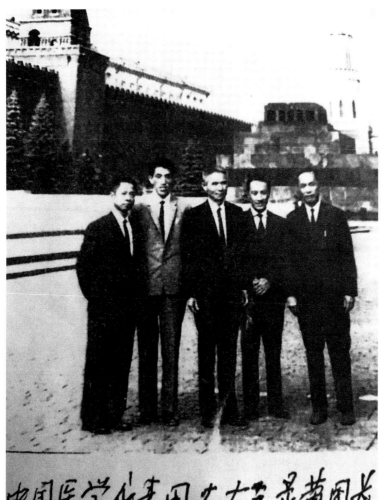

中国医学代表团,左右三是黄团长

癫痫抽搐、胆囊结石绞痛、输尿管结石绞痛、胃痉挛、小儿脱肛、产妇子宫脱垂、胃下垂，各种休克抢救，等等，针灸都有很好的疗效。

三、针灸优点。治病广泛，疗效快速，简便经济，安全可靠，而且没有药物的毒副作用，还能预防治疗"未病"。因此，针灸疗法深受我国人民的喜爱，值得向世界推广，使各国人民分享中国针灸这门宝贵的医疗技术，造福天下大众。

23 赴波兰学术交流

1984 年 10 月，波兰针灸学会主席亚苏里亚邀请我参加波兰第二届国际针灸大会，并请我和翻译到他家做客，共进晚餐。他还介绍他曾在中国南京中医大学国际班学习过针灸，并将所学的《中国针灸学概要》英文书翻译成波兰文，王翻译告诉他，说这本书就是宋医生和同事编著的，为国际班西医学中医针灸用书。亚苏里亚主席知道后很高兴，在学术报告大会上安排我为第一位发言人。

我在发言报告中，介绍了针灸治疗颈椎综合症 125 例临床治疗观察，之后越南代表要求发言，开讲："我今天讲越南针灸医疗……"大会主席立即打断了他："什么是越南针灸？

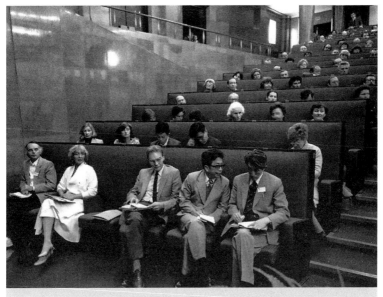

1984 年 10 月，在波兰第二届国际针灸大会上

世界上针灸就是一个中国针灸。"那位越南代表悻悻退下，结束了发言。

三天学术报告大会结束后，波兰针灸学会主席陪我到几家医院参观访问，请我现场演示针灸治疗各种疾病，先后给神经痛、骨关节病、内分泌失调几位患者做针灸治疗。

后来，亚苏里亚主席安排我和翻译到其他城市参观访问、参观医疗机构，受到热情友好的接待。

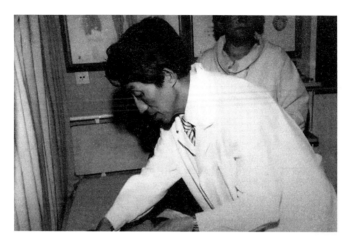

针灸学会主席陪同我参观医院期间我给病人做针灸治疗
1984 年 10 月

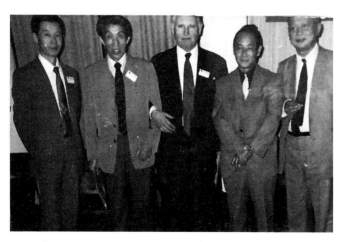

波兰第二届国际针灸大会
波兰针灸协会主席（左三）宋正廉（左二）

24 应全日本医士、针灸师协会36届学术大会主席邀请参加会议

1986 年 4 月，应全日本医士、针灸师协会主席丹泽章八邀请，中国中医研究院院长、世界针灸联合会名誉主席鲁之俊和我参加 36 届学术大会。鲁院长向大会致辞，受到与会代表热烈欢迎。

大会第一天晚上，日中医学交流会主任阿布 悦设宴招待我们一行。

当时，中医研究院中医医疗组（针灸、正气功）正在日本横滨、东京两地进行医学交流活动，大会主席邀请我做针灸治疗颈椎综合征报告。我在报告中介绍针灸治疗 125 病例，治愈率为 80%，总有效率为 97.2%。

一、针灸取穴：背部夹脊穴、大椎、肩中俞，循经取穴：曲池、外关绝骨、阳陵泉等。

二、针刺手法：按患者身体虚实以及针刺敏感度，采用补法或泻法、平补平泻法，每日或隔日行针，每次 30 分钟左右。

三、辅助疗法：教患者自己做颈部"自我牵引"功能活

动，即前屈、后伸、左右侧屈，耸肩动作，根据患者自身情况，每日做2～3次，每次3分钟。助颈部气血调整，并能预防病情复发。

做完报告后，与会代表对针刺治疗颈椎综征反响热烈，热烈提问、交流。

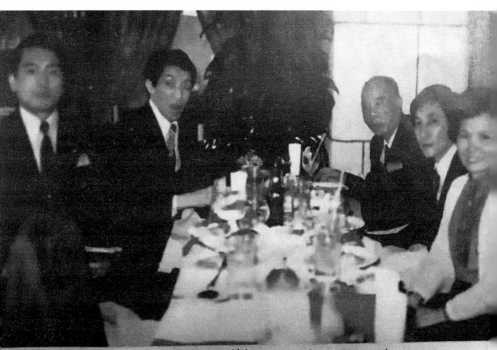

那时,中医药组(针灸.按摩气功)正在横滨.东京地面进行交流.大会主席邀请我介绍针灸治疗颈椎的报告.我介绍中医针灸共125例...术后果..病人当日病痛减病.针灸治疗.近期治愈80%.总...

25 参加美国洛杉矶东方医学讨论会

1995 年，我应东方医学会王一丁主席之约，寄给东方医学讨论会议一篇论文《针灸治疗流行性感冒 46 例报告》。

报告主要内容：流行性感冒又名重伤风，是由病毒引起的有高度传染性的急性病，起病急，全身症状明显，头痛、身痛及四肢酸痛，恶寒无汗，体温 39℃ 多，继发性感染时化验白血球总数减少或正常范围内，淋巴细胞增多，中性细胞减少。中医针灸治疗本病，解表散寒、清热止痛，比药物治疗快速，而且无药物毒副作用，是比较理想的医疗方法。

一、临床资料：46 例中男性 30 例，女性 16 例。年龄 3～9 岁 26 例，10～16 岁 12 例，17～23 岁 6 例，40 岁 2 例。病程 1～2 日 30 例，3～4 日 16 例。针灸之前用过阿司匹林去痛片、安定 39 例，未用药物 7 例。

二、治疗：只针刺，不用灸。

取穴：风池、神庭、百会、太阳、曲池、阳陵泉、足三里等穴。

针刺法：多数用泻法，针出微汗。婴幼儿体虚用平补平泻，不留针。1 次治疗即达到解表退烧。对年岁大的患者，可以留针半小时，一般的经 1～2 次治疗即解表退烧。

辅助治疗：针后即时饮温开水，补充水分，助排毒退烧。

三、治疗效果：21 例治疗 1 次后，观察 4 小时，全身症状缓解，出汗，体温降至 37℃以下，其余 25 例针刺 2 次后，全身症状缓解或消失，体温下降至 37℃以下。

26 参加哈佛大学建校 150 周年庆典

1996 年 6 月，我到美国旧金山参加一个医学交流会议，会后携同夫人游览旧金山、华盛顿等城市。期间得知移民美国的姐夫邓先荫教授患前列腺病，西医治疗效果不佳，很是痛苦，请我去他家提供中医治疗，我夫妻便去他住处的波士顿市。

6 月 26 日，我们俩乘火车到达波士顿姐夫家，马上给他检查，发现前列腺肥大，排尿很困难。开始治疗，针刺关元、曲骨和腰骶部的八髎穴，用 2 寸毫针针刺前后穴位交互，每日针 1 次，连接电疗仪 G6805 替代手法操作，每次治疗 30 分钟。治疗 3 次后排尿明显通畅，尿痛减轻，连续 8 次治疗，排尿正常，痊愈。

邓兄将他病痛治疗的事告诉了他的朋友 L.Rudenstin（哈弗校长林艾德丹），极力赞扬中医针灸治疗比服西药疗效好，见效快。还告诉他："1972 年美国总统尼克松访华时，我这位妹夫宋医生是接待总统一行的医疗组成员。"校长听了很感兴趣，说："我想见见这位医生。"7 月 29 日，校长与我如约会见，他说："见到您很高兴，当年我看过美国总统访问中国时记者对中医针灸的报道，现在美国有些地方已经开始中国针灸热了。"随后便与我漫谈中医中药、针灸治病的话题。交谈中我觉得校长是一个人文关怀深切、文化视野开阔的学者，彼此共同感兴趣的话题很多。漫谈中，他饶有兴趣地要我用中医的方法给他检查身体。我便简单地望闻问切，没有发现

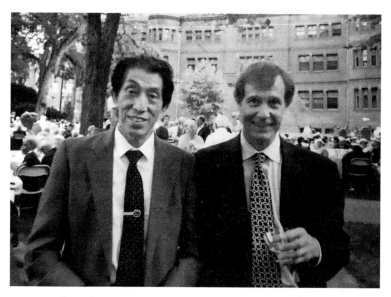

哈弗大学 150 年校庆，与 L.Rudenstin 校长合影留念

他有什么病象，知道他体格较好，比较健康。就告诉他，您的身体很好，要继续保持良好的工作、饮食、运动习惯，这些都是健康的基础。

1996 年 7 月 31 日，哈佛大学举办建校 150 周年庆典，林艾德丹校长邀请邓兄夫妇和我夫妇参加庆祝大会，会后合影留念，并特意交代邓兄，要把照片洗出后一定送给他。后来邓兄洗好照片分送我和校长，遂有此留影。

27 参加世界针联"九四"国际针灸学术会

1994 年 11 月 12 — 14 日，我应南朝鲜针灸学会主席中泰镐的邀请，参加世界针联 94 国际针灸学术会，向会议提交报告论文《电针替代手法操作治疗颈椎综合征 166 例疗效观察》，报告主体内容：

自 1990 年至 1994 年，我在阿拉伯地区用中医针灸治疗 166 例颈椎综合征，取得满意的疗效。本组病例来自阿拉伯地区及欧亚美非洲 20 多个国家，绝大多数患者曾用过牵引按摩止痛药，激素注射电热疗，疗效不好甚至无效，少数病例手术治疗后仍然疼痛，手指麻木。

166 例中男 91 例，女 75 例，年龄最小 22 岁，最大 76 岁，

40 岁以上 122 例，占 75%，病程最短半月，最长 20 年，半年至 10 年 17 例，占 70.5%。

临床主要症状及体征：颈肩臂痛 166 例中，手指麻木 145 例，手及上肢有窜痛感 45 例，头痛、晕 10 例，颈肩上背有明显压痛点 156 例，臂丛牵拉实验阳性 50 例，椎间孔挤压实验阳性 35 例，皮肤痛痛觉减退 86 例，霍夫曼阳性 10 例，巴宾斯症阳性 2 例，颈椎 X 片检查阳性 103 例，颈椎病分型神经根型 154 例，椎动脉型 10 例，脊髓型 2 例。

治疗方法：

一针灸取穴。按病变部位经络循行选取穴位，颈肩臂痛选天柱、颈椎夹脊穴、曲池、天宗，背痛选大杼、风门，上肢痛指麻选肩髃、曲池、外关、中渚，头晕、头痛选百会、率谷，若颈肩痛甚也可针绝骨或阳陵泉。

二针刺手法。患者穴位及医生手指常规消毒后，用 1～2 寸毫针指切快速刺入穴位，一般多用平补平泻针法。若有气滞血瘀剧痛者，用泻法可以取远处绝骨或阳陵泉，或在针柄上连接 wq-10c2 多型电疗仪，替代手指行针，一般用两对导线即可，治疗 30～40 分钟，强度以患者能最大耐受量为度。

三辅助治疗。按照中医学治病动静结合原则，针灸后患者疼痛已缓解，教患者做颈椎功能活动，前屈后伸，就是后仰，左右侧屈、耸双肩活动 1～2 分钟，除辅助治疗外，还可以防止颈椎病复发的作用。

治疗效果 166 例中，近期治愈 116 例，占 69.9%；显效 33 例，占 19.9%；有效 13 例，占 7.8%；无效 4 例，占 2.4%。显效率为 89.8%，总有效率为 97.6%。会议安排讨论上述报告，引起与会者广泛兴趣和良好反应。

除此以外，我还向会议提交了一篇《用 4 种针法治疗病毒性带状疱疹的疗效观察报告》，针刺止痛消炎快速，均大大超越了西药的作用，让人们共享针刺的特殊医疗。在临床实践中发现，针灸对其他病毒性疾病，如流行性感冒、病毒性

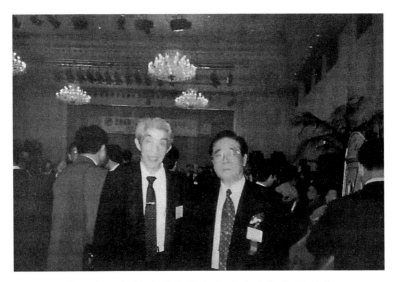

会议期间与韩国针灸学会主席中泰镐合影留念

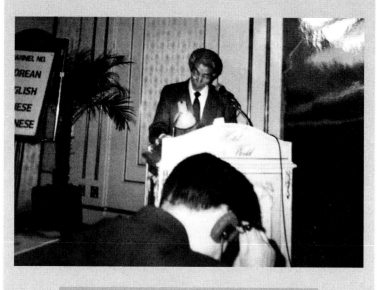

"九四"世界针联大会作学术报告

脑膜炎都有很好的疗效，降温快速，短疗程有很好的作用，受到参会者的欢迎。以上两份报告均入选世界针联 94 国际针灸学术会议资料汇编。

28 参加澳大利亚国际针灸学术讨论会

1977 年，澳大利亚针灸学会负责人刘杰森给中国中医研究院院长鲁之俊来信，提出在澳成立中医研究机构，推广中国中医针灸学，请求将中医研究出版院的《中国针灸学概要》做教学课本，鲁院长回信同意。

1978 年 8 月，澳大利亚针灸学会召开第一届澳大利亚国际针灸学术讨论会，会议出资邀请我带曹国良翻译参加。在会议文件资料中有许多中国出的英文针灸书籍、资料，曹翻译对某与会澳针灸会员说："《中国针灸学概要》是宋医生参加编著的。"会后许多会员要我在书上签名留念。

针灸大会安排我作为第一位演讲人。我发言主要内容是针灸治疗冠心病 131 例疗报告，介绍针灸治疗冠心病的疼痛缓解快，且对心绞痛改善心电图 50%～60%，比服硝酸甘油片速效。与会代表讨论热烈。

就是在这次会议上，我以针灸治疗良好疗效的实例，得到与会人员的信服和欢迎。其中有个小故事：会议开始的前一天夜里 1 点多，美国医生代表着急打电话找我和曹翻译——请中国医生提供帮助。说他夫人在飞行途中生病，发高烧 38.8℃，咳嗽严重，不能安眠，自己给夫人治疗无效，请我用中医办法医疗。我答应给

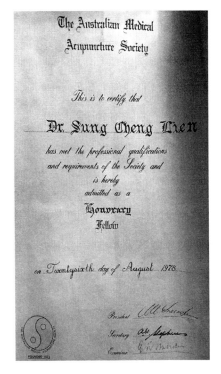

予治疗，便同曹国良同志带上针具去她的卧室诊疗。

体检：患者体胖，畏寒，足手冰凉，身痛，不停地干咳，体温 38.9℃，脉浮数，苔薄白，舌质淡红，证属风寒表实症。

治则：疏散风寒，解表清热。

取穴：风池、大椎、肺俞针刺泻法，曲池、合谷平补平泻。留针 15 分钟，行针 3 次，每次 1 分钟，咳嗽即停止，手足变热汗出。针后用旅社茶杯 2 个，用闪火法拔大椎及肺俞穴位，5 分钟取杯，患者手上及手部出汗，患者感觉全身轻松，咳嗽停止。

第二天美国代表宣读他的论文前说："中国宋医生帮助我夫人一次就治愈了她的高烧、严重咳嗽。他用针灸治疗后用茶杯拔火罐治疗，病人一夜睡眠很好，烧退了也不咳嗽了。他只要身上带根针和茶杯，就可以走遍全世界了。我感谢中国医生。"话毕，全会场在坐的人一起鼓掌。

这说明针灸简便经济、疗效快速、立竿见影，有可靠的治疗效果。

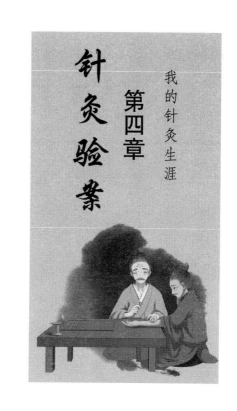

第四章 针灸验案

我的针灸生涯

针灸验案

29 为国家领导人医疗（一）

1949 年 10 月中华人民共和国成立，很多首长为社会主义建设事业日夜操劳，不知疲倦地工作，甚至不顾及自己的病痛。1961 年 10 月，某位首长出现双小腿抽搐痉挛、疼痛，行走困难，服西药止痛，疗效不好，转寻中医治疗。中华人民共和国成立至 20 世纪 50 年代后期，中国中医研究院为其提供中医治疗，多数时候都由我院名医蒲老（蒲辅周）开处方治疗。到了 20 世纪 60 年代，蒲老年迈，出诊日少，中央医疗保健局与卫生部协商，要求中医研究院选派一名政治可靠、业务能力强、中西医结合的年轻医生为他提供医疗服务。经院部筛选，最终确定派我为首长提供中西医结合、针灸医疗。第一次出诊，国务院事务局派司机接我去中南海诊疗，他很和蔼，先与我闲谈，解除了我的紧张情绪。开始诊病，检查发现其双小腿肌肉酸痛，尤以小腿为重，伸屈时有抽搐，双足发凉，舌质淡红，舌苔白、轻腻，脉弦滑有力，心率齐，血压 136/90mmHg，症属寒湿阻滞经络，血不养筋之抽痛症。

治则：祛寒湿，通经络，和气血。

取穴：足三里、阳陵泉、申脉、内庭、阴陵泉；神阙艾灸，针法，用一寸毫针指切速进针，有得气后连接 G6805 电疗仪两对，治疗 40 分钟，强度以总理能耐受为度，替代手法行针，同时以艾灸灸神阙、内庭，针灸结束做放松性揉按 5 分钟。

方义：脾胃主四肢，针足三里、内庭、申脉、阳陵泉、阴陵泉。理脾和胃通络，加灸助去寒湿。

治疗结束后，首长说感到舒适一些，疼痛、酸痛感不厉害了。我建议他每晚用热水泡足十几分钟，睡眠要全身保暖，足部放置热水袋。第二天去继续治疗，看到其行走较前好些，他自己感觉腿部已经不太疼了，也没有再出现抽搐。治疗方法同昨日。第三日治法同前，首长说感觉很好，腿已经不痛了，不抽痛，行走自如。

针灸结束后，首长高兴地说："我们祖先发明的针灸是一门了不起的医疗技术，扎针不用药，见效又快。解放战争中敌人封锁我们，缺医少药，针灸起了很好的作用。对传统中国针灸这门医术，你们要好好研究发扬推广，为人民解除病痛，为卫生事业多做贡献。"

后来，我先后还为他针灸治疗过几次。记忆最深的是，首长接人待物与其他领导人不大一样，他总是那样礼貌周全、平易近人，每次为他治疗结束后告辞，他都要送我到门口。

30 为国家领导人医疗（二）

另一位首长因头痛失眠，1971 年 5 月 6 日接我去他家针灸治疗。他说："我的左侧头痛失眠已半年多，服西药止痛镇静，时好时坏，睡眠不踏实，越来越感觉疲乏无力，昏昏沉沉，食欲不佳。西医疗效有限，所以考虑中医疗法。"

体检：面黄，体格壮实，舌质淡红无苔。左侧从颈部额部处有痛感，脉细弦数，血压 126/90mmHg，二便正常，心律齐，肺阴性，中医辨证属阴虚阳旺不寐之少阳头痛，西医诊断是神经衰弱，偏头痛。

治疗法则：养阴平肝，安神止痛。

取穴：神庭、百会；通里、少海；太溪、阳陵泉；三阴交、太冲；率谷左、右双侧。

方义：取穴督脉的神庭、百会，以安神止痛；取心经的通里、少海，以安神助眠；取肾经的太溪，胆经的阳陵泉，养阴平肝。

每次取两组穴位，穴位皮肤及医生手指消毒后采用一寸毫针，指切数次进针，得气后连接 G6805 电针仪替代手法操作，治疗 40 分钟，电流量以首长能耐受量为准。治疗结束，首长感觉轻松，头部未痛，西药可以停服，若头部有不舒适，建议用自己手指按揉不舒适处或针刺的穴位，中医针灸叫指针疗法。

5月7日，病人自诉昨夜睡眠尚可，没服安眠药，头左侧也没痛。治疗仍按以上穴两组，接电针治疗仪40分钟。治疗到5月9号，病人自诉："三天来睡眠好，头不痛了，精神也好，头脑清醒，昏沉感消失，吃饭有味。看来祖国针灸疗效又快又好。"

针灸治疗失眠头痛，见效快又安全。到5月14日治愈，疗程10天，失眠头痛均未出现，精神转好，疲乏无力、昏沉等症全部消失，感觉很满意。

31 为国家领导人医疗（三）

某首长，男，因患颈椎综合征神经根型，经北京医院301医院 X-ray 片有骨质退行性改变，骨质增生，生理曲度改变，颈肩臂疼痛剧烈，并放射至左手指，曾用理疗按摩及进口止痛剂保守治疗无效，病程已4天，1975年6月5日，301医院请北京市各大医院骨科、外科、神经理疗、按摩、针灸等科会诊。301医院蒲院长主持讨论，专家们多数人建议各种保守治疗已用过无效，只有外科手术治疗解除对神经的压迫。

蒲院长问："中医针灸有办法没有？"我说："针灸、按摩都可以减轻疼痛。"院长说："那就请宋主任针灸治疗。"

体检：体格壮实，舌质暗红，苔黄厚，脉弦滑有力，稍触颈背臂触痛敏感，头身冒汗，放射痛不停地传导至左手指手掌，坐卧不安，不停呻吟。中医辨证，气滞血瘀之实热痹症。

治则：理气活血，通络祛瘀阻。

取穴：风池双、大椎、肩中俞、曲池、阳陵泉、悬钟。

方义：取大椎、风池、肩髃、曲池，用平补平泻法，理气、活血、通络；"上病下取"配穴阳陵泉、悬钟，泻法，活血通络、祛瘀，缓解颈部疼痛。

治疗：我建议蒲院长先请301医院的大夫做按摩，观察效果。按摩结束，首长说颈肩臂痛窜麻无变化。蒲院长说："还是请宋主任针灸吧。"

我请首长向右侧卧位，用两寸毫针针风池、大椎、肩中俞、曲池，平补平泻手法，阳陵泉、悬钟以泻的针法，每5分钟行针1次，半小时后手指窜痛消失，颈背臂痛减轻，头身冒汗停止，想入睡。留针1小时治疗后，首长说颈肩臂痛不明显了，颈部功能活动也不疼了。蒲院长说："针灸见效，看来可能免于手术。我们已安排好高干病房，请首长住院，请宋主任按时来院治疗。"首长说他不愿住院，请我抽时间去他家治疗。而后，我连续去他家治疗3次，疼痛消失，完全康复。首长赞叹："多亏中医针灸治疗，免受手术之苦。"

后来，有一次该首长患输尿管结石绞痛，住到北京医院治疗。原卫生部钱部长对我说："首长相信你的针灸治疗，还请你去北京医院一趟。"

针刺腹部、腹结局部，缓解疼痛；针刺阴陵泉，捻转提插、震颤手法20分钟，影像可见结石向下移动，疼痛消除，开几味利尿排石的中药煎水服，未再出现疼痛。

32 针灸治疗脑积水

赫夏木，男孩，3岁8个月，巴勒斯坦人，1991年8月来迪拜中国医疗中心就诊。他父亲介绍："我的儿子快4岁了，不能站立，不会行走，不会说话，未长牙齿，吃饭很少，身体瘦弱，在迪拜5家大医院诊断脑积水病，医生们说无办法治疗，有的医生说可能活不到6个月，7个月会发生生命危险，请求中国中医针灸治疗。"

体检：患儿面黄体瘦，舌质淡白，苔白薄，脉细弱数，问话不答无牙齿。听诊呼吸音弱，心率稍快，量头围49公分，手足发凉。西医诊断脑积水症，中医辨证因脑积液循环不畅，经络不通，全体失养致整体虚弱症。

治则：健脾胃、通经络、利水湿。

取穴：百会、神庭；阳白、玉枕；率谷双侧；正营双侧；风池双侧。五对穴位得气后连接电治疗仪每次两对穴，每日1次，10次一疗程。休息3天后，继续下一疗程，点刺穴足三里、阴陵泉、三阴交，药物多酶片1片，每日3次助消化。

方义：取督脉、手三阳在头部的穴位，疏通经络，调活气血，以利水湿，并针阴陵泉、足三里、阳陵泉，调理脾胃，扶正气，增强脑部利水功能。

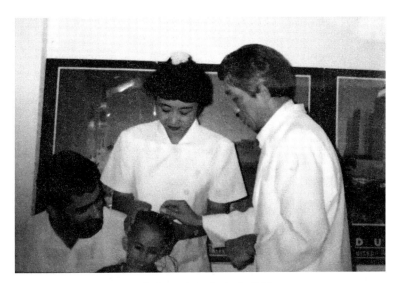

巴勒斯坦脑积水患儿就诊

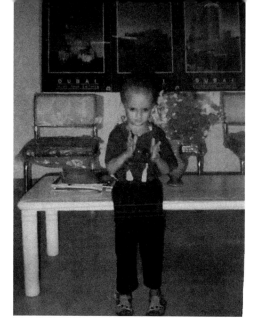

治愈后的赫夏木

按以上治疗1个月，精神好转，能站立，食欲增加。教说简单的字，治疗至3个月时，口腔牙长出16个，头部测量减少至47公分，行走稳当，智力恢复到同一般小孩一样，可一起玩耍。赫夏木的父亲见人就说："中国针灸是神针呀，挽救了我的孩子生命，而且智力全恢复了。"

33 针灸治疗病毒感染

1958年，我患流感发烧39.4℃，恶寒无汗，扁桃体红肿，化验白血球中性不高，合同医院诊断病毒细菌混合感染，用阿司匹林内服，青霉素80万单位，每日注射3次，加安定镇定剂，治疗两天无变化。

我的老师黄（竹斋）老来到我卧室，取出他惯用的大粗针在我颈背部快速针刺十多针（泻法），我即出微汗，想入睡。一觉醒来感觉全身酸痛消失，测体温 37℃，全停西药，只饮温水、喝稀粥，休息一日痊愈。

1959 年 3 月，蔡某某，医生，女，36 岁，马来西亚人，腰部患带状疱疹，烧灼痛，服西药消炎止痛片无效，前来就医。

我给针刺三焦俞、委中，得气后，连接电疗仪 G6805 两对 30 分钟，患者能耐受度为 20 分钟，同时用梅花针扣刺疱疹周围好的皮肤治疗 5 分钟，灼痛全消失，接连治疗 3 天，痊愈。

34 中医参与 1973 年许昌瘟疫救治

1973 年 6 月，河南省许昌专区特大水灾瘟疫流行，党中央国务院周恩来总理号召北京市各大医院组织医疗队支援，中国中医研究院附属西苑医院组派针灸研究所医疗队，我和绉铭西任正、副队长，到河南省武阳县，负责河旺、河北两个大队片区的医疗救治。我们医疗队在同当地赤脚医生巡诊时发现高烧 39.5℃～41℃ 45 人，其中 5 人体温 40℃～41℃，昏迷不醒、抽搐、脚弓反张，巴氏征阳性，克氏征阳性，诊断：瘟疫病及病毒性脑膜炎。

治则：醒神开窍，清热化痰。取穴：点刺人中、十宣，然后右侧卧位，针刺风池、百会、神庭、大椎、身柱、阳陵泉、内关、太溪、太冲留针，每5分钟行针1次，直至患者清醒，给少许糖、盐水补充水分，以后每日行针2～3次，直至体温恢复正常为止。

基本都用泻的针法，对一般患者每日行针1次，每次30分钟。经过3天治疗，重症、轻症患者均转危为安，无人死亡。

在医疗中，我、邹大夫和一位青年护士都被感染，发烧38℃多，邹大夫和我觉得任务未完成，不能休息。我俩便互相治疗，针背部穴位，头部留上针，再治疗患者，抽空捻捻自己留的针，我俩体温渐降，恢复正常，未影响工作。那位青年护士怕针刺，服退烧药、抗菌药治疗，休息两天，仍不能退烧。我劝说："邹大夫和我互相针刺都好了，烧不退引发脑膜炎很危险。"他随即同意针灸，点风池、大椎、陶道、合谷，头部留针5处穴双侧，即时入睡。第二日体温正常，护士很高兴。

从舞阳县专区卫生所得知，其他西医负责的大队有高烧不降出现脑膜炎死亡的病例，故武阳县责成我们中医针灸队派人去，在武阳县委大厅办短期6日针灸班，两期约700人，我与宋淑华负责办班，回去用针灸急救。另外卫生所领导还要我办了个"永不走"的医疗队，约10余位医生，我同他们交流了中医针灸治疗的经验体会。

经过临床医疗实践，我认为针灸疗法对病毒性瘟疫症有特效。

35 针灸治疗顽固性神经痛

赵鹏飞，男，56岁，北京市委书记，1976年7月的一天，他打电话给中国中医研究院院长鲁之俊，说他背部肌肉抽痛，西医用镇静安眠类药物，治疗一个多月，只能短时减轻，药性过去仍然如前，无好转，请问中医治疗有没有办法？鲁院长便同我去出诊。

书记说：主要症状为背部肌肉抽痛，不能安眠休息，服西药镇静剂，短时好像轻点，整日头昏昏沉，没有精力。

检查：舌质暗，有紫斑，舌苔白稍腻，脉弦滑，血压140/90mmHg，心律齐。西医诊断背部神经痉挛痛症，中医辨证体虚，背肌抽痛，气滞血瘀，经脉不通，血不养筋致抽痛。治则祛瘀阻通经络，养血平肝、针药并治。针灸取穴：风池、百会、神庭、阳陵泉、太冲、足临泣。

方义：安神止痛，养阴平肝，活血祛瘀。

每次取3对穴，治疗50分钟，针穴及医者消毒后用两寸毫针直刺，得气后，连接 G6805 电疗仪代替手法操作，每周日电针 1 次。背部埋皮内针，大椎、风门、厥阴俞、心俞、膈俞、肝俞、胆俞、脾俞、肾俞等。每次针 3 对 6 穴，皮肤穴位消毒，手持镊子夹皮内针柄，25°角，针入皮下，用胶布固定，每周换 1 次。中成药养血安神丸按说明服，按以上方法治 3 周睡眠好转，背部抽痛减轻，睡眠精神好，头昏沉消失，西药全停服。

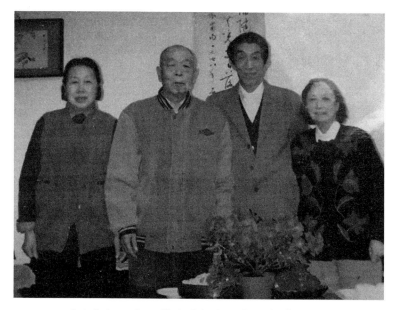

鹏飞书记、夫人崔月英与我、夫人朱学娴合影

1984 年 9 月 16 日

如此继续治疗 5 周，一切症状消失，观察正常，停针。赵书记感慨高兴地说："中医针灸真神奇，只扎针，不用服西药，抽痛疗效比西药还好，又安全。"

36 针灸治疗末梢神经炎

李敏，女，39 岁，毛主席长女，部队干部，1975 年 4 月就诊。

主诉： 双小腿麻木疼痛，以双足痛明显，行走困难，西医用止痛镇静药与维生素治疗，10 多天无好转。朋友建议请中医针灸治疗。

体检： 患者体稍胖，面红润，舌质淡红色暗，舌苔白厚，脉沉弱，血压 130/80mmHg，心率齐，双膝盖下用针刺，痛触觉减退，小腿及足背按压有凹陷，足有痛感，跟腱反射阳性。

西医诊断： 末梢神经炎。

中医辨证： 痰湿阻络，气血瘀滞之麻木痛症。

治法： 疏通经络，调和气血。

取穴： 血海、足三里、阳陵泉、太冲，足临泣等。

方义： 血海、足三里、太冲、阳陵泉、足临泣合用，平补平泻针法，疏通经络，调和气血，祛痰湿，辅以梅花针，祛痰除痹。

每次取 2～3 对穴，用两寸针进针得气后，连接 G6805 电疗仪，代替手法操作 30 分钟，起针后，接着用梅花针扣刺腰骶及双腿皮肤部位，每日 1 次，10 次为一个疗程，每一个疗程结束休息 3 日，继续按以上治法治疗。

经过第一疗程治疗 5 次，腿足痛明显减轻，10 次治疗结束，痛感减轻，双足可以着地行走。第二疗程疼痛消失，麻木感好转，扣刺皮肤，小腿及足背感觉疼痛。第三疗程完，腿部基本麻木疼痛消失，舌质暗变成淡红，小腿及足部浮肿明显好转，行走自如。

患者反复感谢医者，称赞祖国的中医针灸疗效又快又好。

37 针灸治疗药物过敏患者和产生抗药性患者

某首长，男，60 岁。1965 年 5 月患慢性气管炎，咳嗽时而喘，服止咳平喘西药过敏。其夫人是位营养学家，她建议用中医针灸治疗，经组织批准安排，派首长司机来接我去他家诊治。

体检：舌质淡红，舌苔白薄，脉缓滑，二便正常，咳嗽吐白痰，听诊心律齐，肺呼吸有哮鸣音，血压正常。证属中医咳喘偏寒湿。

　　治则：祛寒利湿平喘。

　　取穴：肺俞、风门、脾俞、膈俞、胃俞，肾俞、足三里、中脘等穴。

　　方义：取背部肺俞、心俞、脾俞、肾俞等穴，平补平泻法，止咳平喘；背部肺俞、心俞、脾俞、膈俞等穴埋皮内针，驱寒平喘；艾条灸中脘、神阙穴，散寒利湿。

　　每周针一次，背部留皮肤针。一是风门，厥阴俞，肾俞，二是肺俞、心俞、膈俞两组穴，每周交换治疗。皮肤穴位消毒后，用镊子夹持0.5公分针柄，针刺至皮下用胶布固定。穴位皮肤及医生手指消毒后，右手持针柄，左手食指切穴位，快速进针，得气后，连接G6805电针仪替代手捻，治疗30分钟起针，按以上治疗2个月咳嗽停止，停止电针，为巩固疗效，坚持常规埋皮内针治疗，到1970年4月完全治愈，首长很满意，针灸的无毒副作用疗效稳定。

　　何某某，男，河南武阳县武装部长，1973年6月，河南许昌专区特大水灾瘟疫流行，我正在该县办中医针灸急救班，部长患急性细菌性痢疾，饮用合霉素、土霉素、磺胺类西药以4～5天，腹痛腹泻，血便不止，每日泻10多次体温38℃，过去曾用过大量抗菌素，已产生了抗药性，求我治疗。我白天忙急救班，只能抽早晚的空闲时间为他针灸治疗。

诊断：急性湿热痢疾，证属中医的湿热泻痢。

取穴：中脘、天枢、足三里、风池、大椎，曲池等穴。

治法：针刺中脘、天枢、足三里，泻法，5 分钟行针 1 次，留针 20 分钟，起针后，快针风池、大椎、曲池，利湿泻热止痛。

停止服用一切西药，多饮温开水，可喝米汤。到晚上，按以上针穴治疗，体温 37℃，腹痛减轻，大便 3 次，血减少。第二日，患者能睡眠，腹未泄，早晨大便 1 次，脓血很少，腹痛轻，治疗取穴同昨日，嘱咐患者可以喝米粥，饮温开水，晚上针灸时腹已不痛，当日大便 3 次，晚上 1 次已经无便血，针刺同上。

第三日（6 月 7 日）：患者一夜安眠，腹部舒适，未大便，精神好，很高兴。只针天枢、足三里 20 分钟，其他穴位停针，晚上感觉一切正常，未大便。嘱咐喝米粥加点咸菜。

第四日（6 月 8 日）：一夜安眠，早晨大便 1 次，正常无腹痛，已痊愈，点刺天枢、足三里，治疗结束。

38 一位民主党领导人对中医认识的转变

罗隆基，男，68 岁，中国民主同盟委员会领导人，1964 年 6 月 10 日，来到广安门医院针灸研究所就诊。

主诉：双眼睁不开（大），看远处很困难，已有数年，睡眠也不好，食少，常焦虑。在北京医院等数家医院诊治，服西药治疗无效，故来中医针灸试试。

体检：患者体胖，血压 140/90mmHg，心律齐，双眼睁不开，上睑下垂，用力睁眼小于 2 毫米，看远处很困难，舌苔淡黄而厚，舌质淡红，脉沉滑。

古医书《灵枢·大惑论》云："目者，心之使也。""五脏六腑之精气，皆上注于目而为之精。"

中医辨证：按五输分，与脾胃肾胆经有关。即西医谓之眼睑下垂。治则：取穴阳白、头维、攒竹、合谷、足三里、鱼腰等穴。

针刺手法：攒竹、鱼腰、头维、阳白平补平泻法，留针20 分钟，每 5 分钟，行针半分钟。第一次针治结束，患者自感用力睁眼（上睑）。

6 月 12 日第三次治疗后，双眼能睁大至 3 毫米，同时睡眠好些，心情比较平静。

6 月 17 日第六次治疗，双眼能睁大至 5 毫米，看远处方便，有了食欲，睡眠踏实，心情愉快。他很激动地对我说："宋大夫，我不隐瞒对您说，我一直认为中医不科学，周总理召集我们民主党人开会讨论如何发展中医，我是持反对态度的，并在有关会议上明确表达个人意见，现在看来我是错了。

我的眼病这几年多家西医医院都治不好，而您针灸治疗这么几天就好了，我很后悔过去自己反对中医，否定祖国传统医学。"

39 针灸治疗冠心病

谷牧，男，69 岁，国务院副总理，1983 年医疗。

患者左背痛及胸憋闷 1 月余，心电图 T 波低平，化验血脂偏高，服硝酸甘油片及丹参片，症状时轻时重，请求针灸配合治疗。

体检：舌苔黄薄，舌质黯有紫斑，脉弦滑、稍数，听诊心律齐，血压 140/90mmHg。

西医诊断：冠心病、高血压。中医辨证：气滞血瘀。

治则：理气活血，祛瘀止痛。

治疗：膻中、内关，以一寸毫针速刺，有得气感留针半小时，每 10 分钟行针一次，平补平泻针法。

体针结束，背部心俞、肾俞埋皮内针一对。心俞、肾俞两穴轮换针，用一公分皮肤针，左手食指压住皮肤，右手持针柄以转角度，快速刺入皮肤，贴胶布固定，每周换一次。

患者即时感觉：体针半小时结束后，患者感觉轻快，心胸憋闷感消失。

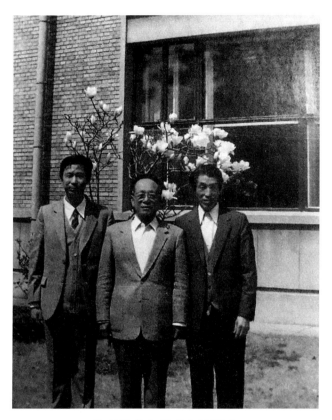

治疗结束与谷老合影留念

4月7日二诊：首诊后至今，背痛、胸憋闷未再出现，睡眠好。针、穴同前。治疗结束，我同首长商量，若无复发可暂停体针治疗，继续埋皮内针治疗，一周更换一次皮肤针。

4月13日三诊：一切正常，换皮肤针一对：厥阴俞。暂停原来服用的硝酸甘油片，丹参片继续服用。

方义：取任脉膻中，心包经内关两穴，平补平泻法，理气活血，通络祛瘀止痛；取膀胱经心俞、厥阴俞，埋皮内针（痛症久留针）合治，增强疗效。

4月29日再诊，谷老说："自针灸三周多，再没有出现背痛、胸闷感觉，针灸效果太好了。"

再埋针一周观察，无症状，停针结束治疗。

40 针灸快速解毒、治愈神经肠麻痹

20世纪70年代，中医研究院响应毛主席"把医疗卫生工作重点放到农村去"的号召，常派医疗队去农村巡回医疗。针灸研究所在山西省稷山县设医疗点，1976年6—7月，针灸所派我到稷山县医疗点巡回医疗。

1976年6月7日，稷山县某委书记自服了一个"偏方"治疗骨关节病，上午服药后引起腹痛、腹胀、肠不蠕动不排气等神经麻痹中毒症状。

县委急忙与北京医院联系，送病人乘车赶往北京，坐上车子不到10分钟，患者腹痛难忍又开车返回，派人到我们巡回医疗队的住处，接我和王家恩大夫两人去急救。

体检：患者，腹胀痛如鼓膨大，叩诊鼓音，听诊无肠鸣音。血压 160/100mmHg，王医生做心电图 P 波消失，T 波低，心律 120/ 分钟，头痛剧烈。

诊断：急危重症，药物中毒神经肠麻痹症。

中医辨证：药物中毒致阴阳失调之危症。

治则：解毒扶正气，调阴阳平衡。

取穴：神庭、百会，膻中、内关（左），天枢双，内庭（双），针刺泻法，镇痛、解毒。链接电针，替代手法持续行针，电针强度以患者最大耐受为度。治疗 2 小时后，病情稳定，患者头痛腹痛感稍轻。治疗 3 小时 30 分钟，肠鸣音出现，心律 90/ 分钟，心电图 P 波、T 波好转，继续电针至 4 小时 30 分钟，患者头痛腹痛全消失，疲倦欲眠，结束治疗。

方义：取督脉经神庭、百会针泻法，安神镇痛；针心包经内关，平补平泻，疏通经络，调活气血，平衡阴阳；针胃经天枢、内庭，平补平泻，理气和胃，扶升正气，缓解麻木疼痛。

此病例治疗证明，针灸快速解毒，调整人体阴阳平衡，恢复神经肠麻痹功能疗效神速。

第二天复诊，患者自述针后睡眠踏实、精神好、心情好，一切正常。并设午宴招待全体医疗队员，表示诚恳感谢。

41 针刺成功抢救重感染失水性休克

1977 年 7 月我休假探亲回到巫山县楚阳老家，7 月 6 日去邻村走亲戚，遇到一位急症病人。患者谭惠珍，女，28 岁，四川巫山县人，职业裁缝。患者家人述说，患者从巫山县城来楚杨，天热赶路，途中饮生水，或食用了不洁食物，引起恶心呕吐，腹痛腹泻，到楚杨后仍吐、泻不止，已昏迷 3 个小时。当时我是来访亲的，身上没有任何医疗器具。

体检：患者昏迷，四肢冰凉。脉搏无，不见胸动，耳朵贴到患者胸部，能听到微弱缓慢的搏动音。

诊断：急性胃肠炎失水性昏迷。

中医辨证：上吐下泻，属亡阴亡阳之危症。

治疗法则：针刺回阳固脱，调活肺腑气血。

治疗：取来患者（裁缝）的缝衣针，用围观人的打火机烤针尖待凉后，点刺人中穴、十宣穴，患者仍无反应，留针。再针内关、膻中、足三里、内庭等穴位，持续捻转、提插、震颤。从周围吸烟者中要来烟卷，点燃烟头烤神阙穴代替艾灸，以强化回阳固脱，提升阳气。如此治疗两小时后，脉搏仍触不到，耳贴胸部可以听到微弱的心跳音。持续手法操作至三小时，手部出现微动反应。持续操作四个小时，手腕脉搏可触到，神智开始清醒，知道口渴要喝水。停针以上穴位，开始针灸天枢穴、足三里治疗肠炎腹泻，半小时停针。

方义：急救点刺人中、十宣，回阳固脱。膻中留针，内关、足三里、内庭平补平泻针法，疏通经络，调理阴阳失调。灸神阙穴，强化回阳。

此病例证明，在无补充液体的情况下，针灸能够调理脏腑阴阳平衡，心脏供液复苏，救活一个"阴阳两忘"濒临死亡的病人。

42 针灸治疗头痛、失眠胜于服用止痛安眠药

患者卓琳，女，55岁，邓小平夫人，1971年8月5日就诊。

患者自述：头痛、痛在左侧，失眠已两个月多，日常靠服安眠药、止痛片。用药后头痛时轻，过几天又加重；睡眠浅、时间短，每天睡眠加起来只有4小时左右，整天昏昏沉沉。

检查：面色黄，舌苔黄，舌质红，脉弦细，血压130/86mmHg，心率规则。

中医辨证：肝肾阴虚，阴血失养。

治则：养血、安神、祛痛。

取穴：百会、上星、风池、阳陵泉、太冲、筑宾。

方义：取督脉百会、上星穴以安神；取太冲（肝）、筑宾（肾），养血安神，平肝，祛痛；配胆经风池、阳陵泉穴，辅以安神祛痛。

针法：督脉穴偏用泻法，肝、肾、胆经穴均用平补平泻法。

行针百会、上星、太冲、筑宾，用一寸针，指切速刺，得气后，连接 G6805 电疗仪两对，替代手法行针 30 分钟。治疗仪电量大小以患者耐受度而调。起针后，稍按压针刺点防出血。治疗结束，患者感到全身轻松，头痛消失。

8 月 6 日二诊：患者说昨日针灸后，感觉头部轻松，未痛，未服镇静安眠药，睡眠较前改善。治疗，同首诊治法。

8 月 7 日三诊：患者睡眠好，精神好，未头痛。有疗效，取穴、针法不变，治疗同前日。

8 月 8 日四诊：患者说未头痛，睡眠正常，感觉良好。治法同前，即日起改为隔日治疗，继续观察。

8 月 10 日五诊：患者说昨日停针一天，也没有头痛，睡眠好，精神好。继续治疗，电针百会、风池、阳陵泉，继续观察。

8 月 12 日六诊：患者说一切正常，感觉睡眠比以前服安定的效果好。治疗同前，继续观察。

8月15日七诊：患者状况、治疗同前，继续观察。

8月18日八诊：疗效良好，未见病情反复，继续恐固性治疗，观察。

8月25日九诊：患者说感觉完全恢复，头不痛了、睡眠也好，没有任何不适感觉。治疗同首诊，电针两对，半小时。治疗结束。

43 针刺治疗脑瘀血偏瘫

张某某，59岁，北京人，1983年7月初诊。

患者5天前一早感觉头痛不适，烦躁易怒，手指发麻。当天下午与孩子争吵生气，头痛加重，第二天出现左半身沉重，左上肢抬举不起，手麻木加重，左腿抬起困难，不能站立。去医院治疗，测血压170/110mmHg，诊断：高血压，脑栓塞形成，给降压药、镇静剂内服观察，头痛当时减轻，但偏瘫加重。9日左上肢全瘫，左下肢稍能移动，语言不清，伸舌偏左。病情不见好，转来针灸治疗。

体检：神志清楚，面赤，形体瘦，舌苔薄黄，舌质暗红，脉弦滑有力，血压160/100mmHg，左上肢全瘫，左下肢稍能移动，各关节均不能屈伸，咽反射减弱，伸舌侧左，左上下肢痛觉减退，左上肢生理反射亢进，霍夫曼氏（＋），巴氏征（＋/－）。

中医辨证：肝肾阴虚，肝风内动，风中经络，气血瘀阻。

治则：养阴平肝，活血通络。

取穴：百会、通天、曲池、阳陵泉、太冲。

治疗：百会、通天电针，平补平泻；曲池、阳陵泉、太冲三穴，用泻法，手法行针，留针30分钟。隔日治疗一次。

当日针灸完毕，头痛减轻，血压下降。

7月15日三诊：左上肢能活动，左腿抬高度增大，头痛消失。治疗：头部、上下肢穴位电针，代替手法行针。

7月21日六诊：患者自述昨日头部时有跳痛，去崇文医院做了CT，检查发现右侧头顶有小血肿，确诊为出血性偏瘫。

检查，下肢能屈膝，上肢能抬动，但左足踝仍不能活动。治法同前，注意观察血压变化（针刺中血压波动在10 mmHg以下属正常范围）。

从初诊到第十四次就诊期间，患者曾有大便干燥、舌苔黄厚病症，针灸天枢、足三里，调理中气，利肠通便。

8月6日第15次就诊：患者左侧上下肢均能伸屈，只有左踝活动不灵活。治法，电针两对穴位。

治疗历时两个月，患者病症消失、康复，左侧上下肢活动功能完全恢复。

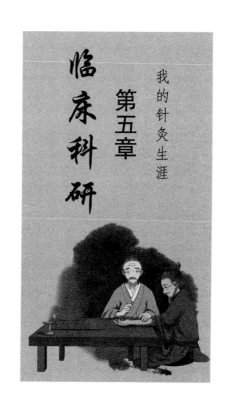

我的针灸生涯

第五章

临床科研

　　自 1958 年西医学习中医研究班结业后，被分配至中国中医研究院附属西苑医院针灸科，1992 年调中医研究院附属广安门医院，针灸研究所神经科，我和科室同志一同以针灸为主，对疑难重症针灸中药并治，临床治疗研究中风病 140 例，临床总结针灸对脑血栓形成 209 例和脑血流图、肌电图影响的观察，针灸治疗坐骨神经痛 100 例总结。针灸治疗脊髓空洞症 15 例报导，针灸治疗一氧化碳中毒及其后遗症后发症体会，针治疗偏头痛及失眠症精神病均有较好的疗效。

　　在医疗实践中，我发现针灸对疑难急症，亦有较好的疗效，如癫痫病，破伤风、脑膜炎的抽搐，胆结石、肾输尿管结石、胃痉挛等的绞痛，针刺有快速缓解的作用，都优于西药镇静、解痉的效果。

　　1989 年 6 月至 2017 年 7 月，我在阿拉伯地区治疗颈椎综合征、腰椎间盘突出的临床治疗观察总结如下。

44 中西医结合治疗颈椎综合征 460 例

　　本病为中老年人常见且易复发的疾病，对劳动力及生活影响很大。我以针灸为主并指导患者做自身牵引、颈功能活动的保守治疗，比机械牵引、颈托固定痛苦少，符合中医增强颈部及全身气血调和功能，动静结合治病、防病思想，不仅提高疗效快，而且复发率明显降低。本套治法可以使部分患者免用外科手术之苦，使疼痛、麻木、窜痛、头晕、视物模糊等症状消失较快。

总结资料如下。460 例中男 310 例，女 150 例。年龄：30 岁以下 8 例，31～40 岁 50 例，41～60 岁 112 例，61～70 岁 220 例，70 岁以上 70。职业：干部 150 例，工人 60 例，会计 50 例，打字员 84 例，教师 35 例，家庭妇女 46 例，售货员 35 例。长时间低头弯腰工作职业是本病发病的重要原因。病程：1 个月以内 30 例，2～6 个月 90 例，7 个月～1 年 124 例，2～5 年 125 例，5 年以上 91 例。

临床症状：疼痛 430 例，酸沉 125 例，麻木 236 例，窜痛 230 例，无力 241 例，头晕 25 例，肢凉 12 例。

X 线片所见：460 例中有 430 例做过颈椎照片，40 岁以上患者 90% 发现椎体前后缘不同程度的骨质增生。生理屈度变直或向后突占 409 例，椎间孔及椎间隙变窄 84 例，颈部前或纵韧带钙化 32 例，颈腰椎有部分梗阻 6 例。

脑血流图：20 例患者伴有明显头晕，做脑血流图检查，均发现血管弹性减弱，脑血流量有不同程度偏低。

诊断分型：根据患者年龄病史症状与体征、X-ray 片和脑血流图所见等情况分析，将 460 例分为神经根型 364 例，神经根及交感型 72 例，椎动脉型 20 例，脊髓型 4 例。

治法：

①针灸穴：根据病变部位及经络循行取穴如下：颈肩背痛或肢麻木，天柱、定喘或华佗夹脊穴，秉风、臂臑、曲池、外关、中渚等穴。伴有腰腿痛、行走无力者加肾俞、大肠俞、环跳、阳陵泉、足三里、三阴交等穴，每次取 3 ～ 4 对穴。

②手法：平补平泻，有针感后，接过 WQ1OC 型多功能电针仪，导线 2 ～ 3 对穴，接于针柄上替代手法操作，电流量大小以患者能耐受为度，治疗 20 ～ 30 分钟。若颈椎急发作剧痛者，适当延长时间，还可辅以拔火罐治疗。

③颈部功能活动：当针后患者疼痛减轻，指导患者较缓慢地做自我牵引功能活动，即前屈，后伸，左右侧屈，后伸（仰）的动作更为重要。开始由小到大，循序渐进，每次活动 4 ～ 5 次，适当配合耸肩动作。

疗效：460 例中，近期治愈 273 例，占 59.35%；显效 108 例，占 23.48%；进步 73 例，占 15.85%；无效 6 例，占 1.30%。显效率 82.83%，有效率 96.68%。

随访情况：206 例 2 ～ 3 年，复发 3 例，占 1.36%，3 例患者称未坚持做"自身牵引颈"活动，仍喜欢用高枕头睡眠。

我体会到针灸治疗颈椎综合征，辅以"自身牵引项"的活动可以调动患者战胜疾病的主观能动性，明显提高疗效，同时还可以防止复发。

（本报告曾获得中西医结合会评为金杯一等奖，2000 年世界传统医学会评为优秀论文　等奖）。

自 1990 年 6 月我在阿联酋迪拜中国医疗中心，以针灸为主治疗颈椎综合征 291 例，亦取得较好的疗效。本组病例来自海湾六国及欧、西、非美洲 30 多个国家，绝大多数患者曾经用止痛药、理疗、颈托、牵引等治疗无效，也有少数患者经过手术治疗，仍然疼痛，手指麻木，来试用针灸治疗。

临床资料：291 例中，男 166 例，女 125 例；年龄最小 29 岁，最大 76 岁，40 岁以上 225 例占 76.8%；病程最短半个月，最长 20 年，半个月～3 年 262 例占 89.4%,4～20 年 29 例，占 9.90%。

临床症状及体征：颈肩臂痛 291 例，手指麻木 165 例，颈肩压痛点 291 例，头晕胸背痛 20 例。臂丛神经牵拉试验计（＋）56 例，椎间孔压缩试验（＋）64 例，霍夫曼（＋）10 例，巴彬斯基征（＋）2 例。颈椎做过 MRI 或 X-Ray 检查 291 例。

颈椎分型：按临床症状体征及 RMI、X-ray 检查分神经根型 276 例，椎动脉型 12 例，脊髓型 3 例。

治疗方法：有少数首次就诊，颈肩剧痛，阿是穴注射中国产醋酸曲胺奈德 0.6mL，注射 1 次。

针刺穴位：接病变部位及经络循行选取穴位。颈肩痛：天柱、颈夹脊穴、天宗。背痛：大杼、风门、曲垣。手指麻木：曲池、外关、中渚。头骨痛或胸间：百会、率谷、华盖、内关。个别伴胺腿痛者：气海俞、环跳、阳陵泉。

针刺手法：多以平补平泻。年老体弱，对针刺敏感者用补法，有血瘀剧痛者用泻法。为了方便可选用 G6805 电疗仪连接 2～3 小时替代手法行针，治疗 30～40 分钟，电流量以患者最大耐受为准。

辅助治疗：取针后给患者做放松性按摩 3～4 分钟，另患者做颈部"自我牵引活动"2～3 分钟，每日 2 次，随后耸肩 6 次左右。

治疗效果：291 例中，近期治愈 166 例占 57%，显效 81 例，占 28.9%，有效 37 例，占 12.7%，无效 4 例占 1.4%。

以上在国内治疗 460 例颈推综合征及迪拜治疗 291 例，疗效基本相同，针刺（或配电疗仪替代手法操作）对症状和部分体征消失较快，比颈托固定、机械牵引痛苦少，但颈椎骨质退行性骨质增生、骨刺、唇样变无效。

45 针灸治疗腰椎间盘突出 208 例临床观察

阿联酋迪拜中国医疗中心（宋正廉 叶金元 郅爱军 杨永元 刘家瑛）

本病名，缘于130年前，Kocher发现从高空跌下的患者腰椎间盘的髓核、纤维、软骨板有不同程度的组织破裂突出于后方椎管内，导致脊髓神经受刺激压迫而出现腰腿痛，故称"髓核突出症"或"腰椎间盘纤维环破裂症"，是骨科常见病，多发于20～50岁。

祖国医学中记载无这个病名，但从描述的一些症状来看，此属于祖国医学的"腰痛""腰腿痛"范畴。早在两千年前《黄帝内经·素问·刺腰痛》"肉里之脉，令人腰痛，不可以咳，咳则筋缩急"，《黄帝内经·灵枢·经脉》里"项似拔黄帝内经·脊痛，腰似折，髀不可以曲，腘如结，踹如裂，是为踝厥"，都说明了与现代腰椎间盘突出的一些症状相似。踝厥更表明类似急性腰推盘急性发作的症状。

其主要症状：腰腿痛，站立、行走疼痛加重，疼痛放射至一侧或双侧，腰一侧或双侧压痛点明显，平卧抬腿痛明显受阻。

诊断：按西医标准：①有损伤史及腰痛伴坐骨神经痛；②腰椎突畸形，生理前突消失，活动受限，脊旁压痛，并放射下肢；③直腿抬高试验及加强试验阳性；④肌腿、跟腱反射减退，足拇趾背伸或足面屈力减弱。⑤核磁共振（Mri）可见椎间盘压迫脊髓痕迹。

中国医疗中心自1990年6月至2018年4月，共观察治疗 207 例，均按现代医学标体，按中医经络辨证治疗，取得较好的疗效。患者来自 20 多个国家，有的患者治疗两次，腰腿痛减轻即要回国，不能按疗程完成，也没法设对照组现察。我们仅将治疗 2 次以上患者作为统计病例。

临床一般资料：207 例中男性 150 例，女性 57 例，年龄 20～50 岁 137 例，51～61 岁 53 例，62～70 岁以上 24 例。病程最短 4 天，最长 20 年。208 例中，有 2/3 以上的患者，西医建议只有手术治疗。

治疗方法：按照中医针灸经络学的治疗法，滋养肝肾、祛痹通络，活血祛瘀，用针灸拔罐为主的治疗方法。并教患者坚特做腰部功能活动，巩固疗效。

针刺穴位：肾俞、关元俞、膀胱俞、稚边、环跳、阳陵泉、足三里、上巨墟、太溪、太冲、血海、委中、申脉等穴。

针刺手法：针刺穴位及医生手指消毒后，持 26 号毫针，指切速刺入穴位患者有得气感，连接 G6805 针灸电疗仪（辽宁生产，或常川生脉冲针灸治疗仪），替代手法操作，治疗 40 分钟，然后腰骶部拔罐，其中少数患者，单用手法治疗。拔罐：用安全抽气拔罐器，重点拔腰骶部正中或两侧，4～6 分钟，拔的部位出现深紫红色即取罐。做颈、腰腿放松性按摩 5 分钟左右，患者即感觉轻松舒适。

评定疗效标准：

痊愈：腰腿痛消失，行走站立不痛，压痛点消失，直腿抬高无阻碍。

显效：腰腿一般不痛、当行走站步时间久时有些痛，压痛点轻微，抬腿痛轻，无明显阻碍。

有效：腰腿痛轻，行走站立痛轻，压痛点存在、抬腿还痛。

无效：腰腿痛同初诊无改变。

治疗结果：208 例中痊愈 88 例占 42.31％，显效 84 例 40.38％，有效 35 例占 16.83％。总有效率 99.52％，无效 1 例占 0.48％。本组病例有 35 例（男 20，女 5 人），曾经做过手术治疗仍然腰腿痛，经过针刺治疗痊愈 5 例，显效 15 例，有效 5 例。

随访：65 例患者治疗后 3 ～ 5 年，病情定，除 1 例因运动失误复发，再治疗 4 次恢复。其中典型 3 例，经治疗后 12 ～ 28 年来均疗效巩固。典型病例如：阿联酋迪拜市长办公室主任姆纳，男，45 岁，1990—2017 年；某国大公主，女，60 岁，老国王姐姐，1991—2017 年；高某，男 59 岁，中国驻阿联酋总领事，后任卡塔尔国大使，2006 年 6 月就诊，到 2021 年 12 月已 15 年，疗效巩固。

46 针刺穴位及注射治疗手指屈伸肌腱炎

本病又称弹响指或板机指，由于手指伸屈时通过鞘管的狭窄环，出现报机样的动作的弹响声，故称其为弹响指或板机指。常见于劳动者，经常用手而致肌腱劳损创伤引起。

病属于祖国中医学的"痹症"范畴。其病症部位在经络中的十二经筋，即四肢百骸的连缀部分，多发于中老年患者，因年老气血渐衰，血不营筋，筋失所养，气血瘀滞所致。

主要症状：手指内侧掌指关节疼痛肿胀，指不能伸屈，助指伸屈时有弹响声出现，压痛点特敏感。

"中医中心"在阿联酋迪拜自 2012 年 4 月至 2017 年 11 月用针刺及阿氏穴注射手指屈肌腱鞘炎，取得满意疗效，简介如下：

资料：患者 45 例，男 23 例，女 22 例；年龄：40～50 岁 11 例，51～65 岁 26 例，66～73 岁 8 例；发病手指 63 个，大拇指 19 个，食指 4 个，中指 15 个，无名指 19 个，小指 6 个）。

病程：半月内 4 例，1～2 月 23 例，3～6 月 8 例，0.5～1 年 4 例，2～3 年 4 例，6 年 1 例，20 年 1 例。

治疗方法：

针刺定位：根据手指病变部位经络循行及临近部位为主

选取穴位，例如：大拇指腱鞘炎取大陵、鱼际、阳溪、八邪、合谷、阳池、列缺，中指取八邪、外劳宫、大陵、四渎，无名指取中渚、八邪、外关、肘髎，小指取八邪、后溪、小海、阳谷。

穴位注射：用中国上海生产的醋酸曲安奈德注射液小剂量 0.2 ～ 0.3 毫升，每个病例只注射 1 次，注入最痛阿是穴，常规消毒后注入皮下（无回血时）。

针刺于法：针穴部位及医生手指消毒后，指切速刺入穴位，得气后连接 G6805 电疗仪治 30 ～ 40 分钟替代手法操作，电流量以患者耐受为度。

疗效标准：

痊愈：指伸屈正常、疼痛、弹响声、压痛点均消失。

显效：指伸屈欠灵活疼痛消失，压痛点减轻。

无效：症状体征无变化。

治疗效果：45 例中，痊愈 41 例（均 1 ～ 2 次治愈，巩固 1 次），显效 4 例（其中，1 位 73 岁老人曾手术过，另 1 女病例 58 岁，患 3 个弹响指，曾用理疗治疗无效，用针刺治疗 8 次显效）。

体会：本组病例，中西医结合疗效快速，注射西药用量很小，吸收快，促进针刺的联合作用。

47 针刺穴位及注射治疗网球肘 56 例疗效观察

"网球肘"又名"肱骨外上髁炎",此病因网球运动发病较多,故称"网球肘"。也多发于常常进行前臂旋转或肘关节屈伸活动较多的职业工人、厨师、家庭妇女,其他乒乓球、羽毛球运动员也常有发生。

本病属于祖国医中的"肘劳""痛痹"的范畴,其病变部位在肘的经筋,是十二经脉的外周连接部分,其经脉之气结聚筋、肉、关节体系,作用约束骨骼,利于关节活动。《素问·痿论》曰"宗筋主束骨而利机关也",又曰"肝主身之筋膜",说明了筋膜与肝脏的关系。

主要症状及体征:肱骨外上髁疼痛、疼痛向上臂、前臂及腕部放射痛,手攥物无力,疼痛加重,洗脸拧毛巾动作时亦痛,触压痛敏感(肱骨外上髁及桡骨关节处),有的患者在肱骨上髁有局部增生隆起,握患者手牵拉或内旋时痛明显。

中医疗中心自 2005 年 1 月至 2017 年 11 月,治疗网球肘56 例,疗效快速满意,总结如下:

临床一般资料:56 例中,男 36 例,女 20 例,年龄最小27 岁,最大 60 岁。病程最短 20 天。职业运动员、劳务工作者、家庭妇女 42 人,其他商人、干部 14 人。

中医辨证：长期运动员、长期劳务工作致肘部劳损，肝肾阴虚血虚经筋失养，导致气滞血瘀发为痛痹。

治则：疏通经脉，调气活血，法瘀散结。

治疗方法：

针刺取穴及治疗：取手三阳经穴，天井、阳谷、肘髎、中渚、小海、曲池、足三里、三阳络。每次取两对穴位。医生手指及针刺皮位常规消毒后，左手指切穴位，右手持26号针，进针捻转提插得气后，连接G6805电疗仪或脉冲针灸治疗仪治疗30～40分钟替代手法行针，电流量以患者能耐受适度即可。

阿氏穴位注射：即患者肘部最痛点，皮肤消毒后，用中国产醋酸曲安奈德0.3～0.4毫升小剂量，医者左手食指消毒后提起度肤，注于皮下，以助针刺活血祛瘀，此穴位不针刺。

疗效标准：

痊愈：疼痛消失，肘关节活动自如，提物不痛，压痛点消失，牵拉手不痛。

显效：疼痛消失，肘关节活动及压痛、牵拉试验明显减轻，有轻微疼痛。

有效：疼痛比治疗前减轻，肘关节活动及压痛、牵拉试验疼痛减轻。

治疗效果：56 例中，1 ～ 2 次治愈 35 例，占 62.5％；显效率 89.3％，有效率 100％。

体会：针刺及痛点穴位小剂量注射组合，中西医结合，疏通经络、调活气血，祛瘀散结，消除疼痛疗效快速，值得推广。

48 针刺及穴位注射治疗足跟痛 67 例疗效观察

足跟痛是中老年人常见病，其发病原因尚未完全清楚。骨科医生一般认为是足后根滑膜炎，跟腱周围炎，足跟退形性改变出现骨质增生骨刺等。其主要症状为足跟底痛，行走站立都痛，有的早晨起床时痛明显，足跟足底压痛点敏感。

中医传统医学认为，足跟痛属于中医学的"痹症"范围。多因肝肾阴血虚，经脉失养致气血瘀滞，或因寒湿阻络气血不通而致痛。

自 2005 年至 2018 年 10 月，我们对来自阿联酋、沙特阿拉伯、印度及非洲、欧洲、美洲等十多个国家的中老年人足跟痛患者，用中医针灸及药物注射治疗，短期内取得较好疗效，报告如下。

临床资料：67 例中：男 47 例，女 20 例。年龄：28 ～ 40

岁 25 例（有 1 例足球运动员），40～50 岁 23 例，51～65 岁 19 例。病程：1～2 月 32 例，3～5 月 13 例，6～12 月 10 例，2～5 年 12 例。

治疗法则：滋养肝肾，养血活血，祛寒湿通经络。

①针穴：太溪、中封、申脉、水泉、仆参、照海、束骨、三阴交、太冲。每次取 2 对穴位，消毒后，用 1 寸毫针指切速刺，得气后连接脉冲电疗仪，电流量以患者能耐受适度。

治疗 30 分钟。

②阿是穴注射：针灸古书云是痛即俞，名阿是穴，即明显压痛点。注射国产的醋酸曲胺奈德小剂量 0.3～0.5 毫升。

③热水泡足：热水泡并自己按摩，助恢复巩固疗效。

治疗效果：痊愈 46 例，占 68.7%；显效：21 例，占 31.3%；有效率 67 例，占 100%。电针加穴位注射 67 例，绝大多数治疗 1～2 次即可痊愈，比较国内其他疗法优越，而且病人痛苦少。

附录

一、针刺手法传真

针刺手法直接关乎疗效，其重要性自不待言。针家纯熟的针刺手法练就，固然依靠勤学苦练和长期的针灸实践积累，但在动手的同时，于日常临床医疗中针刺操作的心得、感悟也要善于总结，并在临床中反复揣摩、提炼和应用，以不断改进完善自己的针刺手法。笔者积数十年针灸医疗实践，就针刺手法的主要方面心得，简要罗列几点如下：

（一）进针避痛

许多患者怕针刺的疼痛，医者注意手法操作，是可以避痛的。操作时要做到轻、巧、柔、和，一般来说是不痛的。具体操作有三个要点：

1. 捻转进针：右手将针轻轻接触消毒的穴位上，与皮肤垂直，捻转针柄角度在90°范围以内，捻转时要求做到全神贯注，手轻均匀，捻转缓进。

2. 指切速刺进针：用左手拇指或食指的指甲，重切穴位上，右手持针快速刺入，适合 1～1.5 寸针。

3. 挟持进针：用潮湿的消毒棉花球，挟包住针尖端，然后用左手拇食指用力捏紧，轻触到消毒的穴位上，消毒的右手拇食指，紧捏住针体距左手拇食指约 0.5cm 处，右手快速用力刺入皮肤，适合 1.5 或 1.5 寸以上的长针，针体粗细均可。或将消毒棉球包住针体尖端，留出针尖 0.5 ～ 1cm 长，然后用右手拇食指捏住包棉花处针的下端，迅速刺入皮下。

（二）针制得气

1. 主要是运用手法操作，如捻转、提插、捣、弹、刮等来候气。宋氏常用捻转与提插两种手法相结合的操作方法，用来候气，此法操作流利柔和易得气，患者且感到舒服。

2. 除手法操作候气外，针刺还应达到一定深度，特别是臀部，大腿股部等肌肉丰满的部位。

3. 若针头部、面部及手指等处和肌肉浅薄部位，如针刺无得气感，可调整针刺深达骨膜面，即可出现得气感应。

4. 若针腹部得气感应不明显时，可将针刺达到腹膜或透过腹膜，即可以出现明显的得气感应。

5. 若属红肿热痛的疮疖、麦粒肿、睑缘炎等浅表疾患，古人认为"表证应浅刺"，那我们就可以将针用捻转的手法，把针捻入浅表的皮内，针感亦很敏感。

（三）针刺补泻

针刺补泻与针刺刺激量强度有关，治病也和用药一样，必须按患者虚实，给予不同的药物和适当的剂量，治疗效果就好。古代针刺补法和泻法的不同点，主要取决于提插、捻转的频率、幅度、力量和时间。如捻转补泻，捻转幅度小、速度慢、时间短为补法，反之为泻法。又如提插，当针进到一定深度得气后，提时用力轻、速度慢，插时用力重、速度快、时间短为补法，反为泻法。若提插时，用力均匀，速度中等为平补平泻。本人在临床中常以刺激量为标准，治疗效果一般比较好。除捻转、提插补泻而外，还用捻转、提插相结合的操作方法，以及震颤的手法行补、泻和平补平泻的操作，用于虚实不同的患者，效果亦很好。

二、治瘫配穴指要

治瘫配穴遵循一般选穴基本规律，主要根据经络脏腑辨证、针家经验，选用针对病症治疗需要的相应腧穴。治瘫配穴贯穿其中的一个基本点是处方腧穴的加减调整，即在治疗过程中的不同阶段，视患者病情演化变异的具体情形，加减、调整处方配穴中的某个（些）腧穴，这一点十分重要。

治疗中风、偏瘫或其他瘫痪，主要穴三方：

1. 头穴：百会、风池、通天、承光。百会为督脉经穴，诸阳之会，有平肝潜阳、镇静安神、通经活络、调和气血、升阳益气之功。承光、通天二穴，为膀胱经俞穴，部位在头的巅顶，属于足厥阴肝的部位，有养阴、平肝息风、适血通络、止痛的作用。古人用此二穴主治头痛、目眩、眩晕。此二穴再与风池穴同用，有祛风通络、活血止痛、养阴平肝的功效。

2.四肢穴：曲池、外关、合谷、环跳、阳陵泉、足三里、三阴交、太冲。合谷、外关、环跳、阳陵泉、太冲通经活络、调和气血，曲池、足三里、三阴交理脾胃。

3.华佗夹脊穴：

上肢瘫：颈5、6，胸1、2。

下肢瘫：胸11、12，腰1、2、3、4。具有理脾和胃、祛风活血、疏通经络之功。

以上治瘫三方，可以单用一方治疗，也可以两方合用。对于久病疑难重症，也可采用三方参用（腧穴加减）的方法治疗。

后 记

　　在这本小书付印之际，我要向为编撰出版此书，给予我许多帮助的同仁们、朋友们衷心地道一声谢谢。

　　感谢国医大师余瀛鳌教授为小书作序，使之增色多多。

　　感谢中医古籍出版社社长李淳先生。大约一年多之前，当我把此书写作纲目送到李社长案头，他即刻以专业、敏锐的中医针灸学者眼光审阅一过，当即肯定此书出版的意义与价值，并给出指导性的编撰意见。

　　感谢外交部驻卡塔尔前大使高有祯先生、上海中医药大学国际中医药开发中心副主任宋欣阳先生、张晓慧女士等人在此书编写过程中给予的热情鼓励和帮助。

宋正廉

二零二三年二月八日